医療福祉学総論

〈監修〉日野原重明／間野忠明
〈編集〉星野政明／岩瀬　敏／土田耕司

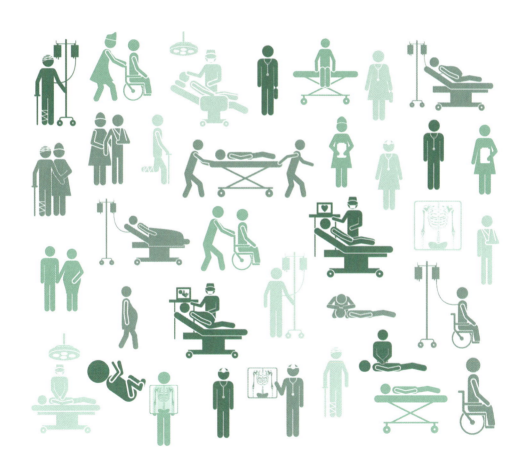

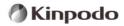

本書をご企画，ご監修下さいました日野原重明先生が本年7月18日に105歳のご長寿で永眠なさいました．先生は全生涯を医療に捧げられ，延命措置もご辞退されました．在宅医療の重要性を認識され，その促進に力を入れてこられました．ご自身もご自宅で人生の最後をお過ごしになられ，まさに医療人の鑑と敬意を表します．謹んでご冥福をお祈り申し上げます．

監修のことば

　医療は人類と共に誕生し，古代文明の発祥地を中心に発展を遂げた．病に苦しむ人々に対して心身両面から苦しみを救う医療は，心の痛みを緩和する宗教，祈祷などとも協和して自然治癒力を高め，平穏な人生を送る術を提供してきた．古い時代には福祉の概念は確立していなかったが，医療と宗教を介して人々が助け合う心情は今日の福祉に通ずるものであった．時代とともに，世界を支配していった人類は自らの生活圏を拡大するために，戦争を始めるようになり，より効率的な新兵器を作り始めた．これとともに自然科学も発達したが，同時に新兵器の犠牲となって苦しむ人々が増加した．この苦しみを和らげるために麻酔学や近代外科学などが確立され，傷病者を収容し，治療に専念するための近代的な病院が誕生した．その結果，傷病の治癒と，治療後の社会復帰・リハビリテーションが促進された．疾病の治癒と社会復帰を支えるために各地で医療福祉と社会福祉の方策が論じられるようになった．戦争による傷害だけではなく，労働災害，天災による傷害，精神疾患，高齢者，貧困者，乳幼児などに対する社会保障，医療保険，介護保険なども検討され，実現されつつある．

　近代における医療・医学の進歩は急速であり，画像診断法の画期的な進歩に伴う外科的手術法の改善と発展，脳死移植・生体臓器移植・細胞移植の理論と技術の確立による再生医療の大きな展開，不妊治療や延命治療の進歩，人工知能を応用した医療技術の開発などによって，わが国では超高齢化が加速している．しかし，近代的な医療に恵まれない人々も多く，世界の一部には様々な疾病と食糧不足，飢餓に苦しむ人々が多く生存する．一方では，医療・医学が顕著に進歩した今日でも治療できない不治の難病も多数残されている．これに対して尊厳死，安楽死の問題も生じている．これらが法的に認可されている国もあるが，わが国では認められていなく，検討を要する大きな問題である．

　介護が不可欠な難病の人々のための介護専門職と施設が少ないのも現状である．超高齢者の増加とともに，増え続ける認知症と類縁疾患を支援するための介護施設，専門医，看護師，理学・作業療法士，管理栄養士，介護福祉士，社会・行政福祉制度も不十分であり，これらの充実が早急に望まれる．同時に心理療法・音楽療法，管理栄養などの一層の発展も期待される．

　延命治療を望まず，充実した終末期を迎えたいと希望される方々も多くおられる．誰もが終末期を迎えるが，わが国では安らかな終末期医療を受けるための施設，支援体制が充実していない．在宅医療，とくに住みなれた自宅での終末期医療を希望される方々も多い現状であるが，家族構成，少子化などの影響を受け，在宅医療にはさまざまな困難が伴う．地域に密着して医療専門職，介護専門職，福祉専門職，行政職が共同して在宅医療を助け

るための医療・介護・福祉・行政が密接に連携する多職種協働システム（チーム医療・介護・福祉）の構築が重要である．このためにはITの応用が有用であり，SNSでの連携や，スマートフォンなどを使う簡易型の遠隔医療システムの開発と導入も有効である．

医療と福祉に関する多くの問題の解決と改善に向けて，本書が新しい道標となることを祈念する．

2017年10月

間野忠明

はじめに

　恋愛にしても物語にしても始まり（いわゆるツカミ）はとても大切である．読者が本書を最初の数ページはおろか数行読んだだけで医療福祉学への熱意や興味を失ってしまうような事態だけは何としても回避しなければならない．これまでの「福祉学」関連の教科書は往々にして抽象的かつ難解な表現でつづられており，そのことが多くの読者の理解の妨げとなっていたように思われる．筆者は日々の診療で患者さんに病気のことを説明するのにいつも苦心するが，その際できるだけ医学用語を使わず容易な言葉に置き換えて説明するよう常々心がけている．本書で初めて医療福祉学を学ぶことになるであろう読者に対しても同様の態度で臨み，読者が「医療福祉学」に対し親しみを感じるまではいかなくても，少なくとも拒否反応を示すことなく最後まで読み終えてもらえたなら幸いである．

2017年10月

編者一同

執筆者一覧

監　修

日野原重明

間野　忠明　　岐阜医療科学大学学長

編　集

星野　政明　　名古屋経済大学名誉教授

岩瀬　敏　　　愛知医科大学医学部教授

土田　耕司　　川崎医療短期大学医療介護福祉科准教授

執　筆（五〇音順）

内田　富美江　社会福祉法人児童発達支援センタークムレ施設長

葛西　久志　　弘前学院大学社会福祉学部教授

柏倉　秀克　　日本福祉大学社会福祉学部教授

河原　宣子　　京都橘大学看護学部教授

近藤　清彦　　相澤病院脳卒中・脳神経センター顧問

杉山　克己　　青森県立保健大学健康科学部教授

高内　克彦　　河原医療福祉専門学校

種市　寛子　　青森県立保健大学健康科学部助教

野島　敬祐　　京都橘大学看護学部専任講師

堀尾　拓之　　東海学園大学健康栄養学部教授

森田　城次　　岐阜医療科学大学保健科学部教授

柳澤　理子　　愛知県立大学看護学部教授

矢野　正　　　奈良学園大学人間教育学部准教授

吉岡　利忠　　弘前学院大学学長

目　次　*v*

目　次

監修のことば……………………………………………………………………………… i
はじめに…………………………………………………………………………………… iii

1 章　人間の生活と医療福祉（高内克彦・星野政明）

① 人間の生活と医療福祉 ……………………………………………………………… 1
② わが国の医療福祉政策の歴史 ……………………………………………………… 2
③ 福祉としての医療と産業としての医療——医薬品をめぐる問題から …………… 2
④ 医療福祉の実現にむけて …………………………………………………………… 4

2 章　保健医療福祉の制度体系（杉山克己）

① 「保健・医療・福祉」と「保健医療福祉」………………………………………… 6
② 保健医療福祉と"Life" ……………………………………………………………… 7
③ 保健医療福祉の一体的提供 ………………………………………………………… 8
④ 保健医療福祉の制度体系 …………………………………………………………… 9

3 章　社会保障の概念と制度体系

① 社会保障と社会保険（杉山克己）………………………………………………… 11
② 年金制度（種市寛子）……………………………………………………………… 15
③ 医療保険制度（森田城次・土田耕司）…………………………………………… 19
④ 介護保険制度（内田富美江）……………………………………………………… 27
⑤ 労働関係保険制度（土田耕司）…………………………………………………… 33

4 章　貧困者の対策（生活保護制度）（土田耕司）

① 貧困とは ……………………………………………………………… 38
② 貧困と医療福祉 ……………………………………………………… 38
③ 生活保護制度 ………………………………………………………… 39

5 章　高齢者の医療福祉（葛西久志・吉岡利忠）

① 高齢社会の実態 ……………………………………………………… 44
② 高齢者の医療福祉政策の歴史的背景 ……………………………… 45
③ 高齢者の医療福祉の現状 …………………………………………… 47
④ 高齢者の医療福祉の展望 …………………………………………… 48

6 章　子ども家庭と医療福祉（矢野正）

① 児童福祉法と子どもの権利条約 …………………………………… 50
② 少子化・核家族化の中での子どもと家庭環境 …………………… 51
③ 子育て期の保健・医療 ……………………………………………… 52
④ 小児保健・医療と看護 ……………………………………………… 53
⑤ 保育・教育と医療・福祉 …………………………………………… 56
⑥ 子ども家庭福祉のキーワード ……………………………………… 57

7 章　障害者自立支援と医療福祉（柏倉秀克）

① 障害とは何か ………………………………………………………… 63
② 障害者福祉の歴史 …………………………………………………… 64
③ 障害者を支える法制度 ……………………………………………… 67
④ 障害者を支えるサービス …………………………………………… 68

8章 精神疾患者への医療福祉（岩瀬　敏）

① 精神疾患者とは……………………………………………………… 72
② 精神保健医療の歴史………………………………………………… 73
③ 精神保健指定医……………………………………………………… 76
④ 精神障害者保健福祉手帳…………………………………………… 76
⑤ 入院…………………………………………………………………… 77
⑥ グループホーム……………………………………………………… 78

9章 地域における医療福祉活動（柳澤理子）

① 地域医療福祉活動推進の背景……………………………………… 79
② 地域医療福祉の推進………………………………………………… 79
③ 地域包括ケアシステム……………………………………………… 80
④ 地域医療福祉の場…………………………………………………… 81
⑤ 地域医療福祉の実際………………………………………………… 83
⑥ 地域医療福祉活動の特徴…………………………………………… 83

10章 医療福祉のトピックス

① 災害と医療福祉（野島敬祐・河原宣子）………………………… 85
② 医療福祉とリハビリテーション（岩瀬　敏）…………………… 87
③ 医療福祉と栄養管理の役割（堀尾拓之）………………………… 90
④ 音楽療法の効果（近藤清彦）……………………………………… 93
⑤ 違法薬物と医療福祉（岩瀬　敏）………………………………… 96
⑥ 医療福祉とターミナルケア（内田富美江）……………………… 99

おわりに………………………………………………………………… 103
用語集…………………………………………………………………… 104
索引……………………………………………………………………… 105

1章 人間の生活と医療福祉

① 人間の生活と医療福祉

　医療福祉とは，一言で言えば本来お金のかかる医療を必要とする人なら誰でも受けられるようにしていくことである．本章では抽象論をあれこれ述べるのではなく，医療福祉にまつわる具体的な事柄を示すことで医療福祉学がめざすところを直感的に理解してもらおうと思う．まずは最近の新聞記事より．

　"生活困難の子，虫歯や朝食抜きの割合高め　足立区が調査"
　東京都足立区は22日，子どもの健康と家庭の経済状況や生活習慣との関連などを調べる「子どもの健康・生活実態調査」の結果を発表した．…中略…調査の結果，5本以上の虫歯がある割合（19.7％）は，生活困難でない世帯の割合（10.1％）の約2倍に上るなど，子どもの健康や生活習慣に違いがみられた．

2016（平成28）年4月24日付け朝日新聞

　おわかりだろうか．子どもには自身の生活環境を選ぶ権利はなく，それだけに社会全体でその健やかな成長を支えなければならない存在である．にもかかわらず生まれた家庭環境の違いで欲しい物を買ってもらえるかもらえないかだけでなく，虫歯の本数まで決めているというのだ．しかもそれが現在のわが国の首都で起こっているという現実．虫歯の痛みを我慢し続け，食べることが心底楽しめない状況はその子の健康と発育を大きく損なう．これは欲しいゲーム機を買ってもらえないことと決して同列に論じてはならない問題なのである．
　病気や怪我をした瞬間より，これまでの平穏だった暮らしは一変する．病気で働けなくなればたちまち生活の糧を失い，治療費の捻出さえままならなくなれば人生は破綻してしまう．現に公的保険制度がなく医療費を自助努力で賄わなければならないアメリカでは，長期療養を要する疾病にかかれば日本円にして数百万から数千万円もの高額な治療費がかさみ，中産階級であってもそのために自己破産してしまうケースが後を絶たない．そして医療保険に加入していない貧困層に至っては治療そのものさえ受けられないのである．こうした状況を憂慮する声の高まりを受けて，前オバマ政権の下で医療保険制度改革（いわゆるオバマケア）がおこなわれ，2010年に「患者保護並びに医療費負担適正化法」が成立した．オバマケアの狙いは当時国民の15％以上にものぼる5,000万人もの医療保険未加入

2 人間の生活と医療福祉

者を減らすことにあった．制度は目標達成のために保険料を支払えない低所得層に対し政府が補助金を支給したり税額を控除したりする一方で，未加入者にはペナルティー（罰金）を課すなどいわゆるアメとムチ両方の性格を備えた政策となっている．アメリカ議会予算局（CBO：Congressional Budget Office）の試算ではオバマケアによって保険加入者が3,100万人増加し加入率が94％まで上昇すると見込まれていたが，政権交代によって新政府はオバマケア廃止の方針を打ち出しており（廃止となれば2026年までに無保険者が逆に2400万人増加すると見込まれる），アメリカの医療福祉政策の行方は今後も予断を許さない．

② わが国の医療福祉政策の歴史

　わが国における文献上最古の医療福祉政策といえるものは光明皇后（701-760年）により設けられた施薬院である．聖武天皇の皇后である彼女は仏教に深く帰依し，慈悲の思想にもとづいて貧民救済のために悲田院，施薬院を開いた．悲田院は貧民孤児を救済するための収容施設であり，施薬院では高価な薬草を用いた治療を貧民に無料で施したという．

　それから約千年を経た18世紀前半，江戸幕府八代将軍徳川吉宗の享保年間江戸に設立されたのが小石川養生所である．当時の江戸は100万人を超える大都市であったといわれ，それに伴い形成された貧困層の救済も重要課題であった．養生所設置の契機となったのは，これまた享保の改革の目玉である目安箱への投書であった．投書の主は町医者の小川笙船である．自身でも薬を調合したり全国各地に本草学者を派遣したりするほど医学薬学への造詣が深かった吉宗は笙船の意見書に強い関心を示し，江戸町奉行大岡忠相らに実行を命じた．こうして1722（享保７）年に開設された小石川養生所は，以後明治の初めまでおよそ150年の間に３万人以上の主に身寄りのない貧しい人々の入所療養を受け入れたとある．

　そして今日，すべての国民に等しくかつ少ない自己負担で医療が受けられる仕組みとして機能している国民皆保険制度の元となった健康保険法，ならびに国民健康保険法が制定施行されたのは第二次大戦前のことである．現行制度は1958（昭和33）年に改正された国民健康保険法に基づくが，その詳細については第２章以下で詳しく述べるものとする．

　わが国ではこの国民皆保険制度があるおかげで誰もが等しく医療サービスを受けることができ，なおかつ医療にかかる個人の自己負担額が一定以内に収まるようになっている．

③ 福祉としての医療と産業としての医療—医薬品をめぐる問題から

　医療は人々の生命と健康を守るための社会資源であると同時に巨大産業としても成り立っている．人々の健康長寿への欲求から医療への需要は決してなくなることはなく，巨額の研究費用を投じて生み出された新薬は，それが当たれば開発費をはるかに上回る利益をもたらす．またそうしたリターンが見込めればこそ資本が集まり新薬ならびに革新的医

療技術開発の動きも加速するのである．このように医療の技術革新と市場原理との関係は不可分であると言ってよいだろう．

　2015年にノーベル生理医学賞を受賞した大村智博士の発見したイベルメクチンを基に開発された抗寄生虫薬は，熱帯地域に住む10億人以上の人々を救った．それが実現したのは博士が薬にかかる特許料を一部放棄したことで途上国への薬の無償配布あるいは低価格での販売が実現したからにほかならない．博士らと製薬企業のとった行動は医療福祉の最たるもので賞賛されるべきである．しかしこうした動きは稀有な例であり，医薬品ビジネスにおいては特許権を握る製薬会社のある先進国と，薬を必要としながら貧しさゆえにそれが買えない途上国との間には常に大きな障壁が立ちはだかる．それが最も顕著であったのが1980年代に世界的驚異となったエイズ（AIDS：acquired immune deficiency syndrome 後天性免疫不全症候群）の病原体であるHIV（human immunodeficiency virus ヒト免疫不全ウイルス）に対する治療薬（以下抗レトロウイルス薬）をめぐる攻防であった．国連合同エイズ計画（UNAIDS）の報告によれば全世界のHIV陽性者数は2015年末において3,670万人であり，うちサハラ以南アフリカに住む人々が2,550万人とHIV陽性者のほぼ70％を占める．ところがこうした最も治療薬を必要とする国々は経済的に豊かでなく，高価な抗レトロウイルス薬は一般庶民にとても行き渡る代物ではなかった．そこで途上国では薬を安価に入手するためにライセンスのないいわゆるコピー薬の輸入に走ったが，するとそれらが不当に市場に出回ることで正規品のシェア低下を招いた．そうした状況を受け，1995年のWTO（World Trade Organization 世界貿易機関）発足時にTRIPs協定（知的所有権の貿易関連の側面に関する協定）が結ばれ，医薬品の特許権も保護の対象とされた．TRIPsでは加盟国には医薬品の特許権導入が義務付けられていたが，HIV感染拡大による死者が増加の一途をたどっていた南アフリカ共和国では，1997年に抗レトロウイルス薬のジェネリック品の自国内での製造と輸入の自由化を認める政策に踏み切った．これに対し2001年3月，39の製薬会社が特許権侵害及び協定違反に当たるとして南アフリカ政府を相手取り提訴したものの，これには国際的な非難が集中し集団訴訟は最終的に取り下げられている．

　以上の経緯を経て，同年11月のWTO閣僚会議では「TRIPs協定と公衆衛生に関する宣言」いわゆるドーハ宣言が採択され，既存の医薬品へのアクセスと新薬研究開発の両方を促進することで協定が公衆衛生を支持するようになっていくべきことの意義が強調された．しかしこの宣言もこれまで争ってきた両者の立場を併記した玉虫色の内容である感は否めず，いずれの立場によって解釈・運用することも可能としており，医薬品に関する先進国途上国間の格差の問題を最終的に解決するものとなってはいない．

　国内に目を向ければ，最近話題となったのが日本とアメリカで共同開発されたがん治療薬ニボルマブ（商品名オプジーボ）の薬価をめぐる問題である．2014（平成26）年に国内販売が開始されたオプジーボであるが，その画期的効果とともに目を見張ったのは100mg72万9,849円という異例に高い薬価であった．これが保険適用で広く使用されると

なれば保険財政の破綻を招きかねないということで厚生労働省は定例の薬価改定を待つことなく薬価引き下げを求め，2017（平成29）年2月に薬価が半分に引き下げられたのである．そしてこれを契機に政府は2年に1回であった薬価改定を2018（平成30）年度以降は毎年実施する方針を固めているが，この動きに医療・製薬業界は強く反発している．

このように古今東西を問わず福祉としての医療とビジネスとしての医療とのせめぎ合いを語るには枚挙に暇がない．

4 医療福祉の実現にむけて

「健康とは身体的，精神的および社会的に良好な状態であり，単に病気でないあるいは虚弱体質ではないということを言うのではない．」，とは有名なWHO（世界保健機関）憲章前文（1948）冒頭にある一文である．憲章は健康には社会的要因が大きくかかわっていると明確に定義している．前文はさらにこう続く．「達成可能な最高の健康水準を享受することは全人類の基本的権利のひとつであり，人種・宗教・政治的信条・経済状態もしくは社会的地位によって区別されない．」この基本的権利については日本においても憲法第25条でいわゆる生存権として以下のように明確に規定されている．「すべて国民は，健康で文化的な最低限度の生活を営む権利を有する．国は，すべての生活部面について，社会福祉，社会保障及び公衆衛生の向上及び増進に努めなければならない．」と．

WHO憲章は更にこうも述べる．「国家が安寧であるには万民が健康であることが不可欠であり，その達成は個人と国家との最大限の協力に依存している．」，つまり各個人が健康であることが国家社会の安全平和につながるのであり，そのために個人と社会が協力していくことの必要性を強調している．

先に紹介した小石川養生所開設を求める建白書の中でも，笙船は当時武家屋敷に奉公していた者が重病にかかり暇を出されても身寄りがなければ誰にも看病してもらえず見殺しにされている窮状を訴えており，当時の江戸が大都市でありながらコミュニティーとしての機能が十分働いていなかったことが伺われる．養生所開設に当たって幕府は笙船に対し養生所の運営費用の捻出まで含めて具体的な計画案提出を求めているが，ここにWHO憲章よりも200年以上も遡って憲章が謳う国と個人との協力関係が具現化した姿を認めることができる．

WHO憲章のいう社会的な健康とは，各個人が経済や社会的地位に恵まれていれば良いと言うのではなく，国や社会が個人の健康を支持するような健全な姿であるべきことも意味しており，医療福祉学はまさにそのような姿を追い求めていく道筋なのである．

文　献

1）足立区，足立区教育委員会，国立成育医療研究センター研究所社会医学研究部．子どもの健康・生活実態調査—平成27年度報告書；p32. 2016.

2） ジョナサン・コーン. ルポ アメリカの医療破綻. 東洋経済新報社；p17-47. 274-295. 2011.

3） 天野拓. オバマの医療改革：国民皆保険制度への苦闘. 勁草書房. p63-107. 2013.

4） 安藤優一郎. 江戸の養生所. PHP 研究所. p40-109. 2005.

5） 馬場錬成. 大村智物語―ノーベル賞への歩み. 中央公論新社. 全269頁. 2015

6） Joint United Nations Programme on HIV/AIDS（UNAIDS）.Global AIDS update 2016.（Accessed March 12. 2017, at http://www.unaids.org/sites/default/files/media_asset/global-AIDS-update-2016_en.pdf）

7） 山根裕子. 知的財産権のグローバル化―医薬品アクセスと TRIPS 協定. 岩波書店. 全477頁. 2008

8） Constitution of WHO.（Accessed March 12. 2017, at http://www.who.int/about/mission/en/）

（高内克彦・星野政明）

2章 保健医療福祉の制度体系

　保健医療福祉制度について述べる前に，保健，医療，福祉とは何か簡単に触れておく．
　医療は，いわば生物学的なヒトに対する科学（生物医学）を，現実に生きている「人」に対して適応する行為のこととする．当然，時代や地域によってそのあり様は異なる．また，生物医学的には解決済みの事柄でも医療現場で解決できているとは限らないことになる．基本的には科学としての生物医学も究極的には人類社会への貢献を目指しているが，医療は現実の人を対象にするだけに，（治癒，健康維持などの）方向性を持った行為となる．
　保健とは，字義の通り健康を保つ，あるいはより積極的には健康増進なども含んだ行為や政策のことだ．そこでは生物医学的知見が活かされるが，基本的に医療行為に比して非侵襲的な行為である．同時に，医療行為が個を主に対象とするのに比して，保健はより広範な対象を念頭に置くことが多い．また保健医療福祉制度と並べた際の保健は，保健医療機関で提供される医療以外の健康関連事項を全般的に含めていっていることが多く，医療と同様に，方向性を持つ．「健康」は古来より人間にとって重要な事柄だったが，実際的に個々人が健康を追求し，請求できる「権利」の1つとして広く認められるようになったのは，我が国で言えば憲法第25条に「健康で文化的な……」と書かれて以降だ．保健医療制度は，この権利を現実化するための社会的仕組みのこととなる．
　最後に福祉とは何か．社会を付けない「福祉」は抽象的に「しあわせ」を意味する．この意味では医学や保健が持つ方向性，価値的部分は「福祉」にほかならない．これに対し「社会」をつけた「社会福祉」という場合は，一般的にはその「しあわせ」を社会的な仕組み（制度，政策さらにこれらと個々人や集団を結びつける仕組み・行為）によって実現しようとするものと考えればよいだろう．もともとは富裕層や支配層による恩寵的・慈善的で，その対象者を特定する選別的な活動として始まったが，今日では人々の「権利」として普遍的な仕組み，活動へと広がっていると考えて良い．また，保健・医療が主に「健康」を軸に展開されるのに対し，社会福祉は健康（維持）も含みつつ「生活」側面が中心となって展開される．

① 「保健・医療・福祉」と「保健医療福祉」

　前節では医療，保健，福祉をバラバラにして概説した．次に，この章のタイトルの表現でもある「保健医療福祉」とまとめて言う場合を考える．これは単に言葉上の事柄だけで

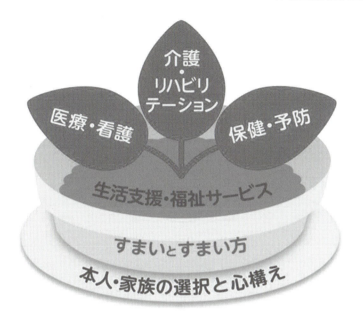

図1　地域包括ケアシステムの要素

出典：厚生労働省．地域包括ケア研究会報告書，2013

はなく，日本の現状を考える際には重要だ．

　例えば，高齢者分野を中心にした「地域包括ケアシステム[1]」についてみる．**図1**は地域包括ケアシステムの5つの構成要素（住まい・医療・介護・予防・生活支援）を示したものだ．保健・医療・福祉をバラバラに提供したり考えたりということではなく，文字通り「包括的」にやっていこうというものだ．ご覧のように保健医療福祉どころか「住まい」という重要なキーワードも見える．

　更に，2016（平成28）年6月に閣議決定された「一億総活躍プラン」[1)]やそれを受ける形で同年7月に厚労省が発表した「『我が事・丸ごと』地域共生社会実現本部」[2)]資料などではより一層，こうした方向が見られる．特に「『我が事・丸ごと』地域共生社会実現本部」資料では，専門職資格制度のあり方について「専門人材のキャリアパスの複線化（医療・福祉資格に共通の基礎課程の創設，資格所持による履修期間の短縮，複数資格間の単位認定の拡大）」と皆さん自身の将来に直接関係する事柄にも触れている．

② 保健医療福祉と"Life"

　良く知られているように英語の"Life"は日本語の「命・生命」，「生活」，「人生」と3層（と日本人には感じられる）の意味を持つ．この3者の関係は同心円状やピラミッド状に示されることがある．**図2**がこれらの例だ．この2つは筆者が本務校の授業（保健学概

1　地域包括ケアシステムの詳しい内容は3章4節や5章，9章で触れられる

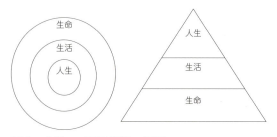

図2 Life の三層構造の図示   図3 生命・生活・人生の相互連関

論）で学生（看護・理学・社会福祉学科）に自由に描かせたものを素に作成した．様々出てくるが，これらのパターンが最も多い．そして同心円の中心やピラミッドの基底部には，「生命」か「人生」のいずれかが置かれることが大半である．

これに対し，筆者自身は図3を示して説明することが多い．「生活習慣病」の例を挙げるまでもなく，多くのケガ（外傷）や疾患は日常生活の中で生じ，そして治療を経た後に戻っていく（ことが期待される）のも日常生活である．日々の生活を続けていくことそのものの中に，本人や家族など周りの人，更には次代の命をも育む源がある．そしてその積み重ねの向こうにはその人の人生そのものが存在する．また，特に命の危機に際して，人は生き方・人生そのものを大きく変える，変えざるをえないこともある．逆に，人生のあり様，人生目標の故に，自らの命を危機に晒すことなどもある．もちろん，健康状態や人生のあり様は日常生活に影響を及ぼす．結局，言うまでもなく人生・生活・生命は相互に関連し，いずれかが上手くいかなくなれば他の部分も，つまりはこの全体が上手くいかなくなる．保健医療福祉はこの全体性を持つ Life の全体を支えることにほかならない．

③ 保健医療福祉の一体的提供

Life の全体を支えると先に書いたが，そのためにはもちろん保健医療福祉だけで事足りるわけではない．地域包括ケアシステムの要素にあった「住まい」ももちろん重要だ．同様に，収入がなければ安定的な生活を送ることはできず，人生や生命などへも影響する例は日々のニュースなどでも目に触れるところであろう．そして多くの人にとっては収入を得るためにも，そして社会とのつながりを感じ，人生そのものとも結びつく就労も重要な要素であろう．次章で述べられる社会保障は，これら全体を含むものだ．こうした全体の中で，保健医療福祉制度は人々の生活や生命に直接関わる部分を主に担う．

保健の概念は先にも触れたように本来は広範な範囲を含んでいる．しかし，保健医療福祉制度という場合の保健は，主には疾病予防やこれと関連する各種の健診・検診事業，さらには傷病からの回復に関わる各種の制度や政策・施策を含んだものと考えればよいだろう．

社会福祉制度は，児童福祉や高齢者福祉などに見られる対象別の福祉制度から考えるとわかりやすいだろう．これらはそれぞれの対象特性を踏まえて，その個々人の生活を支え

る様々な仕組みだ．また，児童福祉に典型的に見られるように，単にその時々の生活を支えるのみならず，自立（自律）して自らの生活・人生を送られる基盤を作ることも大きな目標となっている．ただし，社会福祉制度やその実践形態であるソーシャルワークは，今日こうした対象別の枠組みを部分的に残しつつも，より一般化・普遍的な取り組みへと変化しつつある．

　医療については繰り返すまでもなく，個々人の傷病に焦点を当てた仕組みである．これら保健医療福祉が一体的に提供される方向に向かったのは，保健・医療・福祉のいずれでもうまく対応できない高齢者介護の課題が社会問題化し，2000（平成12）年に介護保険制度が開始されたことが大きなきっかけとなっている．保健医療福祉の一体化や人の全体性に着目した議論などはそれ以前からあったが，具体的な制度・施策となるとやはり介護保険制度に依るところが大きい．ただし，介護保険制度そのものは保健医療福祉と密接に関連した社会保障制度全体の中の一つの制度であり，保健医療福祉の一体的な提供を支えるものにはなりきっていない．つまり，先に触れた「『我が事・丸ごと』地域共生社会実現本部」は，文字通り「丸ごと」人を支える仕組みや地域社会を実現していくことを狙ったものであり，このような動向が現れるということは，保健医療福祉サービスを一体的に提供し，「丸ごと」人を支える仕組みは，まだ実現していないことを示しているとも言える．

④ 保健医療福祉の制度体系

　保健医療福祉制度については，この後の章で詳しく述べられるので，ここでは大きく保健医療福祉制度を含む我が国の社会保障制度の体系について述べる．これを理解するための整理の仕方には幾つかあると思う．その1つの把握方法は**図4**[3]のようにライフステージごとに整理するものであろう．ここでは保健・医療と社会福祉，所得保障，雇用と大きく4つに分けられている．そして特に保健・医療は，ほぼ全生涯にわたって制度が整っていることが理解できるだろう．しかし社会福祉は成人期に入ると少なくなり，代わって雇用関連の制度が多くなる．そして高齢期に入ると介護保険制度が大きなウェイトを占めることになる．また，所得保障についても全生涯にわたっていることがわかる．

　多くの人にとって成人期は人生の中で比較的安定し，心身ともに充実し，個人レベルでのリスクも少なくなると考えられる．しかし，保健，医療そして介護の面から考えると，まさにこの時期の生活習慣が将来のリスクにつながっていく．これを考えると保健分野に含まれる，特定健診・特定保健指導はとても重要だが40歳以上でなければ対象とならない．更には，その前段階（児童期）における健康習慣や関連学習が重要と考えられる．その大きな部分は学校教育と家庭教育に期待される．

　WHO（世界保健機関）が1986年のオタワ憲章において「人々が自らの健康とその決定要因をコントロールし，改善することができるようにするプロセス」と定義したヘルスプロモーション[4]の考え方・実践が重要となってくるところだ．特に，保健医療福祉関連専

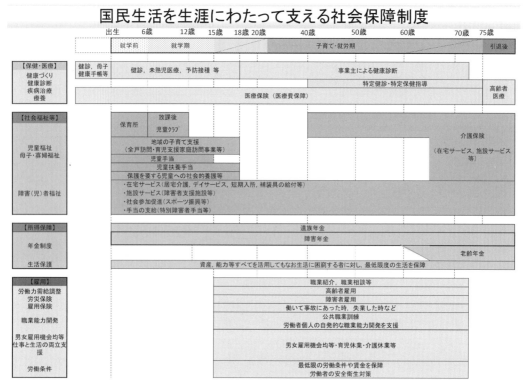

図4 ライフステージと社会保障制度

出典：厚生労働省社会保障制度改革国民会議資料，2013

門職の役割はこの中で非常に重要な位置を占めることを理解して欲しい．

文献

1) http://www.kantei.go.jp/jp/singi/ichiokusoukatsuyaku/pdf/plan1.pdf
2) http://www.mhlw.go.jp/stf/shingi2/0000130501.html
3) http://www.mhlw.go.jp/file/06-Seisakujouhou-12600000-Seisakutoukatsukan/0000136418.pdf
4) 日本ヘルスプロモーション学会（http://www.jshp.net/HP_kaisetu/kaisetu_head.html）等を参照．「ヘルスプロモーション」で検索すると非常に多くの情報が得られる．

（杉山克己）

3章 社会保障の概念と制度体系

① 社会保障と社会保険

1.1 社会保障とは

前章で既に社会保障のことに触れているが，改めて社会保障とは何か考える．

まず社会保障の「社会」について．この場合の社会の対義語は私的・個人的ということになる．つまり，社会保障は，個人的努力による"タンス預金"や民間金融機関等を利用した蓄財，あるいは自分個人の身体を鍛え，健康を維持すること…などでは「ない」何ものか，ということになる．社会保障は私的・個人的ではない「公による保障」（少なくとも公的な仕組みによる保障）のことだ．では，何を「保障」するのか．日本国憲法第25条は，その第1項で「すべて国民は，健康で文化的な最低限度の生活を営む権利を有する」とのべ，第2項で「国は，すべての生活部面について，社会福祉，社会保障及び公衆衛生の向上及び増進に努めなければならない」とした．つまり第1項に規定された国民の権利を実現するのは「国」の責務，少なくとも努力義務と読める．となれば，社会保障は国の責任においてなされる憲法第25条第1項のいわゆる「生存権」を保障するものだと考えて良いだろう．では「生存権」とは何かということに更になるわけだが，第1項を素直に読む限り（健康で文化的な最低限度の）生活を営んでいかれる権利と考えて良いだろう．これが生活保護制度（傍点は筆者）へと直接的に結びついている事柄だ．それ故，日本における社会保障は，私たちが「普通の」（日常）生活を送り続けられるための公的な仕組みということになる．

前章で Life の全体性についてふれた．ここでは，日本国憲法第25条における「健康」と「生活」の関係を考える．ヘルスプロモーションに関するオタワ憲章（WHO:1986）[1]ほどはっきりしていないが，「健康で文化的な最低限度の生活」における「健康」も，決して生活（LIFE）における目標ではなく，日々の生活のための条件，資源とみなしていると考えられる．つまり「健康」であればそれだけで人生や日々の生活が全うされる訳ではなく，それは「生活」（life）の前提条件の一つであることをおさえておきたい．

ところで，健康が生活のために必要な資源や条件の一つだとしても，それが「重要な」条件の一つであること自体には間違いはないだろう．「健康＝幸せ」と単純には言えないが，しかし「幸せ」を崩す大きな要因に，健康が保てなくなることがあるのは日常的に見聞きしていることだ．こうした関係は「お金」についても言える．「お金に不自由をしな

12   社会保障の概念と制度体系

い＝幸せ」とは言えないだろうが，お金に苦労するばかりに崩れていく「幸せ」は随分と多い．したがって，個々人の健康とお金の問題は，社会保障の大きな目標の一つであり，制度的には社会保障の大きな部分を占める．社会保障は，健康やお金など「個人の生活上のリスクに社会的に対応する仕組み」[2] として整備されていると考えて良い．

1.2   社会保険について

では，これらはどのような仕組みで「保障」されているのかが，次の課題となる．その答えの１つが「社会保険」だ．

まず「保険」とは，「将来起こるかもしれない危険に対し，予測される事故発生の確率に見合った一定の保険料を加入者が公平に分担し，万一の事故に対して備える相互扶助の精神から生まれた助け合いの制度」[3] のことだ．民間保険の場合，基本的には加入者が支払う保険料は，保険事故（それぞれの保険で保険金の支払い等が発生する事態）の発生確率と給付金等に見合ってなければならない（給付・反対給付均等の原則）．それゆえ，例えば健康リスクの高い人ほど高い保険料の保険しか入れないなどということが起きている．

一方，「社会保険」は憲法第25条を根拠として，国の責務として年齢等一定の条件を満たす国民を強制的に加入させ，保険料負担の義務を課す仕組みである．社会保険は，民間保険と異なり，強制加入ゆえに保険リスクの低い人（医療保険であれば病気等になりにくい人）も，高い人も同様の条件で加入し，その保険料や給付水準等の決め方は社会的必要や全体的な平均，被保険者（保険に加入している者）の支払い能力等によって決めている．更に，実際の給付の原資としては，保険料のみならず国や地方自治体の負担や補助があるものも多く，理念的には加入者に留まらない「国民相互の助け合い（相互扶助）」に基づいたものとなっている．

保険では，一般的に加入者（被保険者）が保険料を保険者（保険事業の運営主体）に支払って初めて保険事故の際に保険給付を受けられる．社会保険でも基本的に同じである．こうした特徴は，社会保障制度全体の中でみると，税方式（何らかの税を財源にして社会保障の給付をしていく仕組み）と比してより強い「権利性」を持つと言われ，社会保障サービスを受けることに伴う「汚名」「スティグマ」を受けにくいというメリットがある．一方で，保険料の未納や徴収漏れといった短所もある．個人レベルで，スティグマ化はそのサービスの利用抑制等につながり，未納等は必要なときに給付が受けられないことにつながる．社会保険の適切な運用はこれらを共に防ぐことを意味する．

1.3   社会保険の歴史

近代的な社会保険の始まりは，近代的な社会保障の始まりそのものであって，19世紀末頃にドイツ帝国（プロイセン王国が中心となって成立した連邦国家）の宰相であったビスマルクによって1883（明治16）年に制定された疾病保険が最初である．当時のドイツは経済的にはイギリスなどに比べて立ち遅れており，そのぶん急速な経済発展を図るため，労

働運動を抑え込むとともに労働者の福祉向上をセットにした政策（俗に「アメとムチ」と言われる）として，社会保険は導入された．ビスマルクの意図がどうあれ，この政策は「それまでのヨーロッパで主流であった事後的な『救貧』施策から事前の『防貧』施策への第一歩を踏み出し」[4]，更に，その後多くの国々で強制加入型の社会保険が整備されていくことになった．こうしたことから彼を，社会保障・社会保険の創始者と言って良いだろう．

明治以降遅れた産業資本主義国家として出発した日本でも，ドイツ等と概ね似た経緯で，最初は労働運動を抑制するための施策（慰撫策）として社会保障・社会保険制度が整備されていく．最も早いのは1922（大正11）年の健康保険法（被用者＝雇われている労働者が対象）であった．ただし，これは当時の工場法・鉱業法の適用を受けている企業の常用従業者を対象としたもので，一部の大企業の従業者をカバーしているに過ぎなかった[5]．

その後，1938（昭和13）年に（旧）国民健康保険法が制定された．これは農山漁村の住民を対象に組合方式で運営されるものではあったが，企業等に雇われているわけではない住民を対象とした，日本特有の地域保険の基礎として注目される．現在の市町村が保険者となる方式は戦後の1958（昭和33）年の大幅改正で義務化され，1961（昭和36）年4月より年金とともに医療保険制度はすべての国民を対象とすることになり，「国民皆保険・皆年金」が実現した．

1.4　社会保険の種類

今日の我が国における社会保険には次の5つがある．①公的医療保険（民間保険にも医療保険があるために"公的"をつけているが，以降省略する），②年金保険，③介護保険，④雇用保険，⑤労働者災害補償保険（以下，労災保険）．このうち，①～③は原則として全国民が対象となるが，④と⑤は一般民間被用者（雇われている人，労働者）が対象である．また，③はこの中では最も新しく2000（平成12）年からスタートしていて，被保険者も40歳以上となっている．なお，他節で触れるように，公務員等は共済組合によって上記とは多少異なった枠組みを持つ．

これらは名称からわかるように保険リスク別に各制度が成立している．くわしくは2節～5節を参照してほしい．

1.5　社会保障費用に占める社会保険の割合

社会保険の財源は，保険という仕組みから考えると基本的には保険料となる．そして，その保険料は原則として被保険者が支払う．ただし，雇用保険と労災保険の保険料は全額事業主が負担する．これらでは保険加入者と受給者（保険給付を受ける者＝被保険者）がわかれている．また，①～③の場合も被用者では保険料は原則，労使折半（保険料を事業主と労働者が半分ずつ負担する）となっている．

更に，実際には公費（国や地方自治体による補助等）も財源になっている社会保険制度も少なくない．個々の社会保険の仕組みについては，以降の節を参照して欲しい．

14　社会保障の概念と制度体系

　ところで，公費負担があるとは言え，社会保障費全体に占める社会保険料の割合は大きく，2016（平成28）年度（予算ベース）では，社会保障給付費全体が118.3兆円であるのに対し，積立金の運用収入等を除いた負担総額111.7兆円のうち66.3兆円（59.4％）が社会保険料で賄われる．このうちの30.7兆円（45.9％）が事業主拠出となっている．このように，財源から見た場合の社会保障費に占める社会保険料の役割は大きく，今後の見通しでも当面は負担の約6割を占めると予想されている．

1.6　社会保障と社会保険の課題・展望

　社会保障給付費に占める社会保険料の役割を考えると，社会保険が安定的に運営されることはとても重要だ．しかし，強制加入方式の社会保険では，基本的にその保険料収入は人口構造に依存する．我が国では少子高齢化が急速に進行していることは既によく知られている．そして，この少子高齢化は社会保障のもう1つの大きな柱である税方式にも影響を与える．それゆえ，社会保障全体のあり方とともに議論しなければならない課題となる．ここではこうした状況を念頭に置きながら，社会保険の面から課題と展望を考える．

　社会保険には，毎年の保険料収入等で必要な保険給付を賄っている「賦課方式」と，自分が将来受け取る保険給付を積立てていくイメージの「積立方式」というものがある．第2次世界大戦の後のインフレ，あるいはリーマン・ショック後のインフレなどにみられるように，積立方式は目減り問題が大きく，特に年金保険では限界を露呈してきた歴史があり，現在では日本も含めた多数の国で賦課方式をとっている．一方で，賦課方式は現在日本が直面しているような少子高齢化に弱いのも事実だ．そこで，少子高齢化自体への対策も取られているが，社会保険の立場からは保険料収入等を増やすことと，給付をできるだけ抑える事が，シンプルではあるが，重要な事となる．前者は安易にはできないが，未納問題や徴収漏れを防いでいくこととともに，保険料と給付のバランスの見直し（例えば，低所得者への配慮とともに，高収入の人の自己負担割合を増やすなど）が今後も続くであろう．後者に関しては，特に保健医療福祉の側面から，傷病予防，介護予防等を進めることが結局は，社会保険制度も含めた社会保障制度全般の安定的な運営に資するものと言える．健康日本21（新）の取り組みや，特定健診・特定保健指導などは「予防」のための具体的な取り組みである．更に，地域包括ケアシステムの確立，ジェネリック医薬品の活用等は社会保障費の過度な増大を抑えることも狙っている．これらでは，保健・医療・福祉の制度的な枠を超えた新たな枠組みづくりも必要となってくるだろう．保健医療福祉の専門職を目指す者としては，今後もこれらの動向に注意を払っていたい．具体的な部分では診療報酬と介護報酬の改定（特に同時改定）の際は，その内容が示す政策動向に注意して欲しい．

文　献

1 ）　WHO　http://www.who.int/healthpromotion/conferences/previous/ottawa/en/
　　　オタワ憲章の原文（英語）が見られる．この最初の方に「Health is, therefore, seen as

a resource for everyday life, not the objective of living. それ故，健康は生活の目的では
なく，日々の生活のための一つの資源とみなされる．（筆者訳）」とある．

2） 厚生労働省編，平成24年版 厚生労働白書－社会保障を考える－，p7

3） 日本損害保険代理業協会．http://www.nihondaikyo.or.jp/insurance/08.aspx
また，例えば日本生命のHP（https://www.nissay.co.jp/kojin/kiso/shikumi/）には，
より具体的で簡単な考え方が書かれている．歴史にも触れているので，参考になるだろう．
厚生労働省編，平成24年版 厚生労働白書－社会保障を考える－，p7も参照．

4） 菊池一久（医事評論家），歴史を振り返ってみることの大切さ（4）～社会保障の歴史～，
2002.10.17，株式会社エープライム http://www.ls2.jp/health/column01/social-security/
04.htm（最終アクセス2017.2.28）
多くの臨時雇用従業者は対象外であり，当時の総就業人口約3千万人に対し2百万人，常
用雇用労働者でも50%をカバーしていたのみだという．

5） 公益財団法人 労災保険情報センター http://www.rousai-ric.or.jp/tabid/155/Default.
aspx（最終アクセス2017.2.28）

（杉山克己）

② 年金制度

　年金制度は，国が運営する公的年金（国民年金，厚生年金保険）と，国以外が運営の主
体となる私的年金（国民年金基金，確定拠出年金等）に分けられる．公的年金は加齢や障
害，死亡等による稼得能力の減退・喪失に備え，国民の生活の安定を図るための社会保険
制度の一つである．公的年金は，今働いている世代（現役世代）が支払った保険料を高齢
者などの年金給付に充てる「世代間扶養」の仕組み（賦課方式）を基本として運営されて
おり，財源は保険料のほか，年金積立金運用収入，および国庫負担金である．

　日本の年金制度の体系は**図1**に示したとおりである．日本では，1961（昭和36）年の国
民年金制度施行により，「国民皆年金」を実現した．日本国内に住む20歳以上60歳未満の
人はすべて「国民年金」に加入し，高齢期になると基礎年金の給付を受ける（1階部分）．
民間サラリーマンや公務員等は国民年金に加えて「厚生年金保険」に加入し，基礎年金の
上乗せとして報酬比例年金の給付を受ける（2階部分）．このほか，個人や企業の選択で，
国民年金基金などの私的年金に加入することができる（3階部分）．

2.1　国民年金
　国民年金の被保険者は第1号被保険者（日本国内に住所を有する20歳以上60歳未満の者
で，第2号・第3号に非該当の者．自営業者，農業者，無業者等），第2号被保険者（厚
生年金制度の被保険者．民間サラリーマン，公務員等），第3号被保険者（第2号被保険
者の被扶養配偶者であって20歳以上60歳未満の者．第2号被保険者以外）に分けられてい

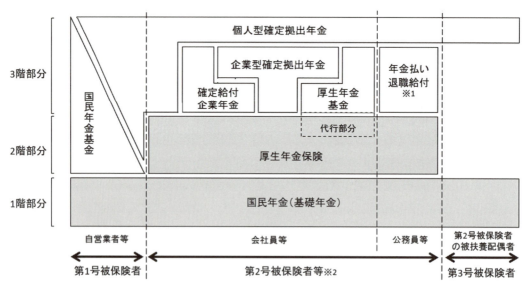

図1　年金制度の体系

※1　被用者年金制度の一元化に伴い，平成27年10月1日から公務員及び私学教職員も厚生年金に加入．また共済年金の職域加算部分は廃止され，新たに年金払い退職給付が創設．ただし，平成27年9月30日までの共済年金に加入していた期間分については平成27年10月以降においても，加入期間に応じた職域加算部分を支給．

※2　第2号被保険者等とは，厚生年金被保険者をいう（国民年金の第2号被保険者のほか，65歳以上で老齢，または，退職を支給事由とする年金給付の受給権を有する者を含む）．

出典：厚生労働省「平成28年度　厚生労働白書」および厚生労働省「確定拠出年金の対象者・拠出限度額と他の年金制度への加入の関係」より筆者作成
（http://www.mhlw.go.jp/stf/seisakunitsuite/bunya/nenkin/nenkin/kyoshutsu/taishousha.html）

る．国民年金加入に国籍要件はなく，日本国内に住所を有する場合は外国人であっても原則加入することになる．しかし，日本人で外国に居住している場合や老齢基礎年金の受給資格期間を満たせない場合（60歳以上70歳未満の間）などには任意加入が可能である．

　第1号被保険者の保険料は性別，年齢，所得に関係なく全国一律である．ただし，失業や災害など経済的な理由で保険料を納めるのが難しい場合，全額若しくは一部の保険料が免除される免除制度（法定免除，申請免除），在学期間中の保険料を社会人になってから納めることができる学生納付特例，50歳未満（学生以外）で，働いていない等の理由で生活に余裕がない場合，保険料の支払いが猶予される納付猶予といった制度がある．第2号被保険者については厚生年金保険料の一部が基礎年金拠出金として国民年金に支出されているため，厚生年金保険料と別に国民年金保険料を支払う必要はない．第3号被保険者は個人で保険料を納める必要はなく，配偶者が加入している厚生年金制度が保険料を負担する．

●給付の種類

　国民年金給付には①「老齢基礎年金」，②「障害基礎年金」，③「遺族基礎年金」がある．

●老齢基礎年金

　老齢基礎年金は，保険料納付済（免除）期間が25年以上ある者が65歳になった時に支給

される年金である．老齢基礎年金の支給開始年齢は原則65歳であるが，本人の希望によって60〜64歳での繰り上げ（減額）支給，66歳〜70歳での繰り下げ（増額）支給を選択できる．年金の受給権は，死亡によって消滅する．

2016（平成28）年11月に「公的年金制度の財政基盤及び最低保障機能の強化等のための国民年金法等の一部を改正する法律の一部を改正する法律」が公布されたことにより，2017（平成29）年8月1日以降は年金の受給資格を得るために必要な保険料納付済（免除）期間がこれまでの25年から10年に短縮されることになった．期間短縮により，これまで年金を受け取ることができなかった無年金者も，10年以上の期間を満たしている場合には年金を受け取ることが出来るようになる．また，低所得高齢者・障害者等への福祉的な給付措置を講ずるため，2012（平成24）年11月には「年金生活者支援給付金の支給に関する法律」が制定されている．

● 障害基礎年金

被保険者または60歳以上65歳未満の被保険者であった者が，病気やけがなどによって一定程度の障害状態になった場合には，障害基礎年金が支給される．①障害認定日（障害の原因となった傷病について初めて医師又は歯科医師の診療を受けた日（以下「初診日」）から1年6か月を経過した日またはその期間内に傷病が治った日）において障害等級に定める障害の状態（1・2級）にあり，②初診日前に保険料納付済（免除）期間が被保険者期間の3分の2以上あることが支給要件となっている．障害認定日に障害等級1級または2級に該当しなかった場合でも，65歳前に該当する状態になれば（事後重症），請求により障害基礎年金が支給される．また，初診日に20歳未満であった者が20歳に達した日に障害の状態にある時にも障害基礎年金が支給される．

● 遺族基礎年金

被保険者や老齢基礎年金の受給者，60歳から65歳未満の被保険者であった者が死亡した場合，死亡した人によって生計を維持されていた，子のある配偶者または子に遺族基礎年金が支給される（子とは18歳未満の子または20歳未満で障害等級1・2級の子をいう．婚姻している子は除く）．また，障害基礎年金と同様の保険料納付済（免除）期間の受給要件がある．遺族基礎年金は加入期間にかかわらず定額が支給され，子の数によって加算される．

このほか，夫により生計を維持され，10年以上婚姻関係が継続していた妻に対して60歳から65歳に達するまでの期間，寡婦年金が支給される（夫の保険料納付済（免除）期間が25年以上で，夫が障害基礎年金あるいは老齢基礎年金を受給していなかった場合）．さらに，保険料を3年以上納めた人が年金の受給を受けずに亡くなった場合には，亡くなった人と生計を同じくしていた遺族に対して死亡一時金が支給される．寡婦年金と死亡一時金両方の受給要件を満たしている場合は，どちらか一方を選択することになる．

● その他

上記のほか，任意に付加保険料を納めた者（国民年金基金加入者は加入不可）が老齢基礎年金の受給権を取得した時に老齢基礎年金に加算して受給できる付加年金，第1号被保

18   社会保障の概念と制度体系

険者としての保険料納付済期間が6か月以上あり，日本国籍を有していない外国人が帰国後2年以内に請求した場合に支給される脱退一時金がある．

2.2 厚生年金保険

厚生年金の被保険者は，厚生年金保険の適用を受ける事業所等に雇用されているすべての人（20歳未満や65歳以上70歳未満の者も含む）が対象となる．短時間労働者は，勤務日数および勤務時間がそれぞれ一般の従業員の概ね4分の3以上であれば原則被保険者となる．2016（平成28）年10月以降は厚生年金保険の加入対象が拡大され，勤務時間・勤務日数が一般従業員の4分の3未満であっても一定の条件を満たす場合には加入の対象となった．

また，2015（平成27）年9月30日まで公務員・私学教職員は共済年金に加入していたが，被用者年金制度の一元化に伴って2015年10月からは厚生年金に加入することとなった．共済年金の職域加算部分（3階部分）は廃止され，「年金払い退職給付」が創設されている．

厚生年金保険の保険料は，事業主と被保険者との折半であり，被保険者の総報酬に保険料率を掛けた金額が給料から天引きされる．産前産後休業，育児休業期間中の保険料は申し出により免除される．

●給付の種類

厚生年金給付には①老齢厚生年金，②障害厚生年金，③遺族厚生年金がある．

●老齢厚生年金

老齢厚生年金は老齢基礎年金に上乗せという形で支給される．①厚生年金保険の被保険者期間が1か月以上あり，②老齢基礎年金の受給資格を満たしていることが支給要件となっている．2004（平成16）年の改正により，離婚等をした場合，一定の条件を満たせば婚姻期間中の厚生年金記録を当事者間で分割することができるようになった．

老齢厚生年金も支給開始年齢は原則65歳であるが，60歳からの繰り上げ受給や70歳までの繰り下げ受給も可能である．かつて老齢厚生年金の支給開始年齢は60歳であったが，1985（昭和60）年以降の厚生年金保険法の改正によって支給開始年齢が65歳に引き上げられた．支給開始年齢の引き上げには移行措置が設けられ，60歳から65歳までは「特別支給の老齢厚生年金」が支給されることとなった．ただし，特別支給の老齢厚生年金の支給開始年齢も段階的に引き上げられ，2030年度以降は廃止される．

通常の老齢厚生年金のほかに，受給権者に生計を維持されている65歳未満の配偶者や18歳未満の子，または20歳未満で障害等級1・2級の子がいる場合に支給される加給年金（厚生年金の被保険者期間20年以上の場合），60歳以降も厚生年金保険に加入して，働きながら年金を受給できる在職老齢厚生年金（賃金と老齢厚生年金の合計額が一定以上になる場合には支給停止）がある．

●障害厚生年金

初診日において厚生年金保険の被保険者である者が①障害認定日において障害等級に定

める障害の状態（1〜3級）にあり，②障害基礎年金の受給要件を満たしている場合に障害厚生年金が支給される．年金額は標準報酬月額と被用者期間に比例するが，被用者期間の月数が300か月以下ならば300か月として計算される．障害等級1・2級は国民年金の障害等級と同じであり，障害基礎年金の上乗せとして障害厚生年金が支給される．さらに厚生年金の独自給付として障害厚生年金3級，および障害手当金の障害等級が定められている．

● 遺族厚生年金

①厚生年金の被保険者が死亡した場合，②被保険者期間中に初診日のある傷病によって初診日から5年以内に死亡した場合，③1級または2級の障害厚生年金の受給権者が死亡した場合，④老齢厚生年金の受給権者，または受給資格期間を満たした者が死亡した場合，のいずれかに該当した場合，亡くなった人に生計を維持されていた遺族に対して遺族厚生年金が支払われる．遺族の支給範囲は，優先順位の高い順に①妻，夫（55歳以上），子（18歳未満または20歳未満で障害等級1・2級の子．婚姻している子は除く）②父母（55歳以上），③孫（子と同じ要件），④祖父母（55歳以上）である．遺族厚生年金は遺族基礎年金と異なり，子がいなくても被扶養者であれば受給できる．

● その他

上記のほか，厚生年金被保険者の期間が6か月以上あり，老齢厚生年金の受給資格を満たしていない外国人が帰国後2年以内に請求した場合に支給される脱退一時金がある．

2.3　年金の併給調整

受給権者が65歳未満の場合，同一の支給事由による年金（障害基礎年金と障害厚生年金など）しか同時に受給できない（一人一年金の原則）．そのため，支給事由の異なる年金を2つ以上受けられることになった場合，いずれか1つの年金を選択して受給することになる．ただし，65歳以上の場合には併給調整の特例により複数の年金を受給できる場合もある．

（種市寛子）

③ 医療保険制度

3.1　医療保険制度の概要

私たちが病気やけがなどで医療が必要な状態となったとき，その費用の一部を集団的に補完するわが国の社会保険制度の一つが医療保険制度である．この制度は，自立と連帯という理念に基づく社会保険方式を採用し，保険者と被保険者の関係が保険権契約上で成立することによって医療提供体制が成り立ち，公的な医療保険サービスが受けられる．わが国では，すべての人（生活保護を受けている人を除き）が，この公的な医療保険に強制加入することが義務付けられおり，このことを国民皆保険制度という．

この制度によって，医療機関は全国に整備され，保険証1枚で全国どこの医療機関でも

20 社会保障の概念と制度体系

必要な治療が同一料金で受けられるフリーアクセスが整い，国民生活のセーフティーネットを果たしている．

3.2 医療保険制度の変遷

世界で最初に公的な医療保険制度が成立したのは，1883（明治16）年にドイツで創設された疾病保険である．わが国では，このドイツの保険制度をモデルとして1927（昭和2）年に一部の勤め人の労働者を対象とした健康保険法が施行されたのが最初であった．その後，農業や漁業に従事する人たちを対象として国民健康保険法が1938（昭和13）年に施行された．しかし，その後の敗戦により崩壊寸前の状態となるが，戦後の1947（昭和22）年に労働者災害補償保険法が業務上の疾病に対応し，健康保険法は業務以外を対象とし機能されるようになった．

さらに，経済成長のなかで国民健康保険法が全面改正され，今まで被用者保険に加入できない職域保険加入者以外のすべての者を対象とした市町村及び特別区に国民健康保険の設立が義務化され，国民健康保険制度に加入でき，すべての国民が何らかの公的な医療保険に加入することができる国民皆保険制度が1961（昭和36）年4月に達成された．

さらに，1973（昭和48）年には70歳以上の老人について医療保険の一部負担分を国と地方自治体が負担し老人医療費の無料化が実施された．その結果，老人医療費が増加するなか，近い将来の人口高齢化への対応を重視した制度の見直しに迫られた．

そして，高齢者の医療費が増加する中で，目前に迫っている超高齢化社会に備えるべき，医療制度の安定した基盤づくりが求められ2008（平成20）年から，新たな高齢者医療保険制度として75歳以上の後期高齢者を対象とした後期高齢者医療制度が導入された．

3.3 医療保険制度のしくみ

わが国の医療保険制度は，病気やけがで治療が必要となると，保険証（正式には被保険者証，加入者証）を持って医療機関を受診する．その場合に，全額を自己負担で治療を受けたとしたら，その支払額は高額になる．そこで，費用の一部（多くは3割）を自己負担額として支払い，医療機関は要した費用の総額から患者の自己負担額を差し引いた金額が審査支払機関を経由して保険者に請求される仕組みとなっている（**図2**）．

この制度の特徴は，保険給付の原則は変わりないが，職業，地域，年齢により区分された複数の種類の保険者があり，職域保険と地域保険，原則として75歳以上の後期高齢者を対象としてわかれており，一見複雑にみられるが，被保険者の生活状況に応じた対応はあるものの，提供される保険サービスやその仕組みには大きな違いはない（**図3**）．

1）保険者

保険者とは，医療保険を運営し保険給付を行う団体や組織のことをいう．保険者は，被保険者から保険料を徴収し被保険者証（保険証）を交付し保険制度の運営業務を執り行う者のことをいう．この制度では，職業，地域，年齢により細かく区分され3千以上の保険

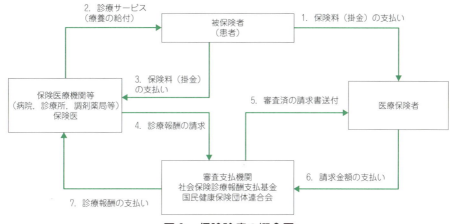

図2　保険診療の概念図

出典：厚生労働省. 平成28年版厚生労働白書, 2017

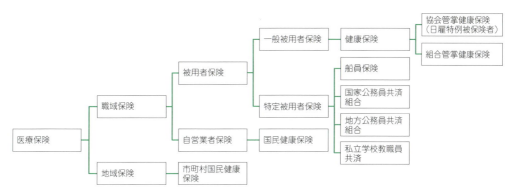

図3　わが国の医療保険制度

出典：日野原重明ほか監. 医療福祉の道標, 金芳堂, 2011

者が存在している.

　職業によっては，主に中小企業などの一般のサラリーマンのほとんどが加入している全国健康保険協会（協会けんぽ）と，大企業や企業グループで単独の保険組合を運営している組合管掌健康保険（組合健保）がある．また，国家や地方公務員，警察，学校などが職場の場合に加入している各種共済組合があり，それぞれの職域によって保険者が異なる．

　自営業者や無職の人たちは国民健康保険として，市町村が保険者となり，それを都道府県が支援していく市町村国民健康保険と，同業種によって設立された国民健康保険組合の体制が整っている．

　さらに，75歳以上の後期高齢者の場合は，都道府県を単位とし全市町村が加入する後期高齢者医療広域連合が保険者となっている．

2）被保険者

　被保険者とはその保険に加入している者のことをいう．また，保険加入者本人の被保険者の扶養家族にも被保険者証が交付され，保険加入者である被保険者と同様の医療保険の給付を受けることができる．被保険者証の加入者の欄に，被保険者は「本人」，その扶養

22　社会保障の概念と制度体系

家族の方には「家族」と表示されている.

３）保険給付

　保険給付の種類としては**表１**のような種類があり，それぞれの状況に基づいて給付される. これらの保険給付には，診察や検査，薬剤または治療材料の支給，処置や手術その他の治療行為，在宅で療養する上での管理や看護，入院などの，医療行為を現物と捉える現物給付がある.

　また，出産育児一時金，葬祭費埋葬料，傷病手当金，出産手当金，移送費など現金で支給される現金給付とがある.

　主な給付として，以下のような内容の給付がある.

①療養の給付

　療養の給付とは，被保険者が業務以外の事由により病気やけがをしたときに，保険医療機関で必要な医療行為を受ける現物給付のことをいう. なお，被保険者が治療を受けることは療養の給付というが，被扶養者である家族が治療を受けることは家族療養費という.

②入院時食事療養費

　入院をした場合には，食事の給付を受けられる. この場合は，医療費とは別に食事代が必要となる. そこで，入院時の食事代の一部を負担してくれる現物給付の制度である. これは，個々の年齢や所得によって異なる.

③入院時生活療養費

　65歳以上の人が療養病床に入院する場合に，療養の給付と併せて生活療養を受けた場合に，その入院時の食事代や光熱水費など居住費の一部を医療保険が負担してくれる現物給付の制度である. 介護保険制度との関係で65歳以上の者に支給される.

④混合診療

　診療行為において，保険が適用される保険診療と保険が適用されない自由診療を併用することを混合診療という. したがって一連の診療行為の一部に，保険が適用されない保険外診療が行われると，保険が適用される保険診療も含めすべての診療行為が自由診療とみなされ医療費全額が自己負担となる. しかし，例外的に保険外診療を受ける場合であっても，厚生労働大臣の定める場合には保険診療との併用が認められ，通常の治療と共通する部分の費用は一般の保険診療と同様に扱われ現物支給される.

⑤訪問看護療養費

　居宅で療養している人が，医師の指示に基づいて訪問看護ステーションの訪問看護師から療養上の世話や必要な診療の補助を受けた場合，その費用が訪問看護療養費として現物給付される.

⑦高額療養費

　医療機関の窓口で支払う一部負担金の１ヶ月の合計が一定額を超えた場合，その差額分を払い戻してくれる現物給付の制度である.

⑧高額医療・高額介護合算療養費

医療保険制度　　*23*

表1　医療保険給付の種類

事由		給付の種類・内容 被保険者（本人）	被扶養者（家族）
病気や怪我をした場合	被保険者証で治療を受けるとき	療養の給付 入院時食事療養費 入院時生活療養費 保険外併用療養費 訪問看護療養費	家族療養費 家族訪問看護療養費
	立替払いのとき	療養費 高額療養費 高額介護合算療養費	家族療養費 高額療養費 高額介護合算療養費
	緊急時などで移送されたとき	移送費	家族移送費
	療養のため会社を休んだとき	傷病手当金	
出産した場合		出産手当金 出産育児一時金	家族出産育児一時金
死亡した場合		埋葬料（費）	家族埋葬料

　同一世帯内に介護保険受給者がいる場合，1年間の医療費と介護費の自己負担の合計額が一定の限度額を超えた場合，超えた分の払い戻しを受けることができる現物給付の制度である．
⑨移送費
　病気やけがの症状によって移動が困難な患者が，医師の指示で必要と認められ移送された場合は移送に掛かる費用が現金給付として支給される．
⑩傷病手当金
　勤め人が業務外の病気やけがの治療のため仕事を休職しなければならなくなり，給料が支払われなくなったり，または下がったりした場合にその間の生活の保障として所得の一定額を保障してくれる現金給付の制度である．
⑪出産一時金（出産育児一時金）
　出産にかかる費用の負担を軽減するために，出産時の一時金として被保険者本人またはその被扶養者が出産したときに現金給付される．
⑫埋葬料
　被保険者またはその被扶養者が死亡した場合に，支給される現金給付の制度である．

各種医療保険制度（表2）

1）健康保険制度
①健康保険制度の概要
　健康保険制度とは「健康保険法」を根拠法とし，主に民間企業の従業員を被用者とし適用される医療保険制度である．その目的は，労働者の業務外の事由による疾病，負傷もし

24 社会保障の概念と制度体系

表2 各種医療保険制度

制度名	保険者 [平成27年3月末]	加入者数 [平成27年3月末] 〈本人|家族〉 (千人)	財源	
			保険料率	国庫負担・補助
健康保険				
一般被用者				
協会けんぽ	全国健康保険協会	36,392 〈20,902|15,491〉	10.00% （全国平均）	給付費等の16.4%
組合	健康保険組合 1,409	29,131 〈15,644|13,487〉	各健康保険によって異なる	定額（予算補助）
健康保険法第3条2項被保険者	全国健康保険協会	19 〈12|6〉	1級日額390円 11級　3230円	給付費等の16.4%
船員保険	全国健康保険協会	125 〈58|67〉	9.60% （疾病保険料率）	定額
各種共済		8,836 〈4,493|4,343〉	―	なし
国家公務員	20共済組合		―	
地方公務員等	64共済組合		―	
私学教職員	1事業団		―	
国民健康保険		35,937	世帯ごとに応益割（定額）と応能割（負担能力に応じて）を賦課	
農業者・自営業者	市町村 1,716	市町村 33,025		給付費等の41%
	国保組合 164	国保組合 2,911	保険者によって賦課算方式は多少異なる	給付費等の43.3～47.1%
被用者保険の退職者	市町村 1,716			なし
後期高齢者医療制度	［運営主体］ 後期高齢者医療広域連合 47	15,767	各広域連合によって定めた被保険者均等割額と所得割率によって算定されている	保険料：約10% 支援金：約40% 公費の内訳 国：都道府県：市町村＝4：1：1

出典：厚生労働省. 平成28年度版厚生労働白書. 2016, 一部改変

くは死亡又は出産及びその被扶養者の疾病，負傷，死亡又は出産に関して保険給付を行い，国民の生活の安定と福祉の向上に寄与している.

　健康保険の適応は，常時5人以上の従業員がいる事業所に雇用されている従業員である. しかし，75歳以上の者や勤務時間の短いパートタイマーやアルバイトなどの従業員は適応外となる. さらに，健康保険では被保険者だけでなく，その扶養家族も保険給付の対象者となり保険料の負担なく保険給付が受けられる.

②保険者と被保険者

　主な保険者は，健康保険組合が設立されている事業所による健康保険組合と，中小規模

事業所の被用者を対象とした全国健康保険協会管掌健康保険（協会けんぽ）がある．

全国健康保険協会は，健康保険組合のない中小の事業所の従業員を被保険者とし健康保険を管掌する全国健康保険協会管掌健康保険（協会けんぽ）に加入することとなっている．

被保険者は，それぞれの事業所で従事している労働者とその扶養家族が対象である．

健康保険組合は，単独の場合は原則700人以上を使用している事業主が単独または共同で設立し，事業主およびその従業員である被保険者により組織され管掌されている．

③保険料

健康保険の保険料は，被保険者の標準報酬月額に一定の保険料率に基づいた金額が徴収される．また，保険料は被保険者である従業員と雇用主が折半する仕組みとなっている．

健康保険組合は，各保険組合で独自の保険料を設定している．全国健康保険協会管掌健康保険（協会けんぽ）は，都道府県によって保険料率は違うが，おおむね標準報酬月額の10%に相当する．財源としては，保険料収入と国庫負担の補助で成り立っている．

2）国民健康保険制度

①国民健康保険制度の概要

一般の勤め人が加入している健康保険や，公務員などが加入している各種共済組合の保険制度は，被保険者の職業による職域を基本とした保険制度である．しかし，この様な職域に属さない主に自営業者や無職の人たちを対象とした国民健康保険法を根拠法とする国民健康保険がある．この国民健康保険には，被保険者によって市町村国民健康保険と国民健康保険がある．

各市区町村が保険者となって都道府県が支援する形で運営されているのが地域保険である市町村国民健康保険という．この仕組みが，今日のわが国の国民皆保険の大切な役割をに担っている．

一方，国民健康保険組合とは国民健康保険の加入者で自営の理容店主や個人の開業医，薬剤師などの同業種によって設立された組合で運営されている職域保険である．

②保険者と被保険者

国民健康保険の保険者とは，市町村国民健康保険では住所を有する各地の市町村が主として保険者となる．また，国民健康保険組合の場合の保険者とは同職種によって作られた国民健康保険組合である．

市町村国民健康保険の被保険者とは，市町村の住所を有する者で，健康保険，共済保険，船員保険，国民健康保険組合75歳以上の者，生活保護の受給をしていない者である．また，国民健康保険組合は，自営業等の同種の事業又は業務に従事する者で当該組合の地区内に住所を有するものを組合員として組織されているものである．

③保険料

市町村国民健康保険の保険料は世帯単位を基準として決められている．また，財源面では保険者である市町村の負担が大きく，今後は都道府県単位での対応となっていく．

また，国民健康保険組合での保険料は組合別での対応となっている．

26   社会保障の概念と制度体系

３）共済組合保険

①共済組合保険制度の概要

　国家公務員共済組合，地方公務員等共済組合および私立学校教職員共済組合の共済組合制度は，医療部門と年金部門を併せ持った制度あり，国家公務員，地方公務員等や私立学校教職員の職域保険である．この共済組合制度の中に医療保険制度があり，これを共済組合保険といい，この根拠法は各共済組合法である．

②保険者と被保険者

　保険者は，各種の共済組合である．また，被保険者は国家公務員，地方公務員，私立学校教職員などを職業とし各共済組合に加入している組合員とその扶養家族である．

③保険料

　各共済組合によって組合員の給与と賞与から保険料率に基づいて保険料が天引き徴収される．保険料額は各共済組合によって利率に違いがある．

４）後期高齢者医療制度

①後期高齢者医療制度の概要

　わが国では，職業と地域によりすべての国民が決められた公的医療保険に加入することが義務づけられており，65歳以上の高齢者においても，何らかの公的医療保険に加入している．しかし，75歳以上の後期高齢者は自分で国民健康保険に加入していた場合も，あるいは，家族の社会保険の被扶養者である場合も，これら既存の医療保険制度からは脱退し新たに後期高齢者医療制度を利用することとなっている．

　この制度の設立の背景としては，高齢化の進展等による財政負担の増加に対応するため，従来の各医療保険制度では対応しきれなくなり，従来の医療保険制度の枠外で，医療ニーズが高く給付を必要とする75歳以上の後期高齢者を対象とした新しい公的な医療保険制度を設立しなければならない必要性に迫られた経緯がある．

　この後期高齢者医療制度とは，「高齢者の医療の確保に関する法律」を根拠法として，高齢者の医療について国民の共同連帯の理念等に基づき，前期高齢者に係る保険者間の費用負担の調整，後期高齢者に対する適切な医療の給付等を行うために国民保健の向上及び高齢者の福祉の増進を図ることを目的として設立されている．

②保険者と被保険者

　都道府県ごとにすべての市町村が加入する後期高齢者医療広域連合が設立され後期高齢者医療制度の保険者として運営主体として保険事務を行っている．

　被保険者としては，その都道府県に居住する原則75歳以上の者が，従来の各医療保険制度の被保険者，被扶養者から除外されて被保険者となる．

③費用負担

　後期高齢者医療保険制度の財源としては，患者負担を除いた10％を被保険者が支払った保険料で，約40％を後期高齢者支援金として各医療保険者が加入者数に応じて徴収された費用で，残りの約50％が公費として国4：都道府県1：市町村1の割合で拠出されている．

保険料は，政令で決められた基準に従い，後期高齢者広域連合の条例に基づいて，個人単位で徴収される．この制度では同じ都道府県で同じ所得であれば原則として同じ保険料になる．ただし，所得の低い者は，保険料の均等割額が世帯の所得水準にあわせて軽減される．

保険料の徴収は，市町村が事務を執り行う．徴収方法は口座振替などの普通徴収と，一定以上の額の年金給付を受けている者は，原則として介護保険料と一緒に保険料を年金から天引きされる．

文献

平成28年版厚生労働白書．厚生労働省．

保険と年金の動向・厚生指標．増刊・63巻第14号．一般財団法人厚生労働統計協会．

日野原重明他監．医療福祉学の道標．金芳堂．2011

松井圭三，他編．社会保障論．大学図書出版．2014

（森田城次・土田耕司）

④ 介護保険制度

4.1 介護保険とは

2000（平成12）年から始まった介護保険制度は，加齢により心身に障害が生じ生活継続が困難になり他者の支援が必要な場合に，その人の尊厳を保ち能力に応じて自立した生活が営めるよう入浴，排泄，食事などの介護，リハビリテーション，看護等のサービスを保険の仕組みを取り入れた公的介護保障制度で，わが国の公的高齢介護施策の中心的役割を果たすものだ．

1）介護保険の基本的仕組み

介護保険の枠組みは介護保険法で決められ，具体的事項は政令，省令，告示，通知などで定め，3年ごとに見直す．介護保険は民間会社の介護保険や生命保険と異なり，わが国に住所をもつ者は一定の条件に該当すれば加入義務が生じ，一定の条件を満たせば介護サービスを受けられる．

（1）被保険者

介護保険は，40歳以上の国民すべてが加入と定められており一定の資格要件該当者はすべて被保険者となる．つまり，その人に保険加入の意思に関わらず，届け出や手続きの必要なく保険関係が生じる強制加入である．介護保険における被保険者は年齢により2種類に分けられる．

● 第1号被保険者

65歳以上で市町村に住所がある人は自動的にその市町村の第1号被保険者となる．そのため住所地の市町村に保険料を納め，介護が必要となった場合にはその市町村から介護

28 社会保障の概念と制度体系

サービスを受ける．保険料は政令に従い市町村が決め3年に1回改定する．
●第2号被保険者
　第2号被保険者は，40歳以上65歳未満で市町村に住所をもち医療保険に加入している者
で，第1号保険者との大きな違いは，「特定疾患」による場合だけ介護保険サービスが受
けられ，認定申請時に特定疾患名を記入した主治医意見書で確認する．
（2）保険者
　介護保険における保険者は特別区も含む市町村である．市町村は被保険者から保険料を
徴収しそれを財源に事業運営し，被保険者に介護が必要になった場合にサービス提供する．
2）介護保険事業計画
　国が定める介護保険事業計画は，各年度の介護サービス量の見込み，介護保険施設の生
活環境改善，介護サービス情報公表，従事者確保など，保険給付を支援するために必要な
事項が盛り込まれている．市町村は保険者として介護保険事業計画を3年ごとに策定する．
3）介護報酬とそのしくみ
　介護サービスに関わる費用は多くの場合，保険者である市町村から事業所に介護報酬と
して支払われる．介護報酬の財源は，一つは介護サービスを利用した人が支払う「利用者
負担」ともう一つは介護保険から支払われる「保険給付費」で，保険者（市町村）が支払
う保険給付費の財源は，保険料と税金の2つで成立している．
4）要介護，要支援
　介護の必要度は，要介護1から要介護5までの5段階が設定されている（**表3**）．

表3　要介護の段階

要支援1	日常生活の基本動作はほぼ自分で行えるが，家事や買い物などに支援が必要な状態
要支援2	要支援1の状態からわずかに能力が低下し，何らかの支援が必要な状態
要介護1	起立や歩行などに不安定さが現れ，入浴や排泄などに一部介助または全介助が必要
要介護2	自力での起立や歩行が困難．入浴や排泄などに一部介助または全介助が必要
要介護3	起立や歩行は不可能．入浴や排泄，衣服の着脱などに全介助が必要
要介護4	介護なしに日常生活を送ることが困難．入浴，排泄，衣服着脱等に全介助，食事介助に一部介助が必要．
要介護5	日常生活のほぼすべてにおいて全介助が必要

4.2　要介護認定とケアマネジメント

1）介護保険サービスの利用手続きの流れ（**図4**）
①介護保険サービス利用をする場合，被保険者は市町村に要介護認定の申請を行う．
②訪問認定調査
　訪問調査は基本的に市町村職員が行う．調査票は概況調査，基本調査，特記事項からな
る．訪問調査では高齢者の日常の状態を見るが，家族が同席して普段の様子を伝える．

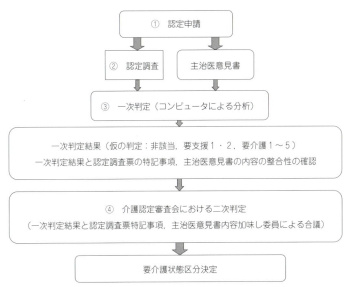

図4　要介護認定の流れ

③一次判定

　訪問調査による利用者の心身状況調査結果と主治医意見書の意見をコンピュータに入力すると要介護認定等基準時間が割り出され，仮の要介護度が決まる．

④二次判定

　二次判定は，市町村の介護認定審査会で委員の合議により，一次判定の結果に訪問調査の特記事項と主治医意見書の内容を加味して，要介護，要支援，非該当の別を認定する．

2）ケアマネジメントは介護保険の大きな特徴

　介護保険制度の基本的理念を実現するため，サービス提供者は利用者の立場に立ち，そのニーズを的確に把握しケアプランを作成，提供しなければならない．保健，医療，福祉など広範囲にわたるサービスを総合的，一体的，効率的に提供するためケアマネジメントが導入された．

●介護保険の要を担うケアマネジャー（介護支援専門員）

　介護保険で給付される上限額は要介護度別に決まっており，またサービスの種類も多く費用計算が複雑なため，利用者はどのようなサービスを組み合わせるとどの程度の費用負担になるのかわからない．そのため，ケアマネジャーが個々の利用者の意向を聞きながら，支給限度額を超えないように介護サービスを組み合わせたケアプランを作成し提案し，サービス提供が問題なく行われるよう調整し，適切にサービスが実施されているか定期的にモニタリングを行う．

　ケアマネジャーは，保健，医療，福祉に関する仕事に5年以上従事期間がある国家資格を有する人が，所定の試験に合格し，さらに実務研修を修了すると資格付与される．

　ケアプランの手順は，①利用者のニーズを明らかにするため，自宅を訪問し利用者と家族に面接，自宅でのADL，健康状態，居住環境，家庭環境などを把握し，希望を聞き，

30　社会保障の概念と制度体系

どのようなサービスが必要かをアセスメントする．②課題分析をもとにケアプランの原案を作成する．③サービス担当者会議を開催し，サービス担当者と本人・家族を招集してケアプラン原案の検討をする．④完成したケアプランを利用者に説明し同意を得る．⑤事業者はケアプランに沿いサービス提供する．⑥サービスの実施状況をモニタリングする．⑦利用者の状態や家庭環境，生活環境が変わった場合は，ニーズを再検討し新たなケアプランを作成する．

4.3　介護サービスの種類と内容

　介護保険において，介護給付の対象となる介護サービスは次のものである．

1）居宅（在宅）サービスの種類

　居宅（在宅）サービスには，以下のようなものがある（**表4**）．

表4　居宅（在宅）サービスの種類

訪問介護	在宅利用者の生活基盤を支える中心的サービスで，生活介護や身体介護を行う．
訪問入浴介護	利用者宅に浴槽等入浴に必要な機器を持参して入浴介護を行うもので，対象は自宅の浴槽で入浴ができない人．サービス利用には，医師の指示書が必要．
訪問看護	医師が必要と認め主治医意見書を得られた利用者に対し，看護師・保健師が利用者の自宅を訪問して療養上のケアや医療処置，診療の補助を行う医療サービス．
訪問リハビリテーション	医師の指示に基づき理学療法士や作業療法士などが自宅を訪問．関節可動域や筋力増強訓練，移乗動作や日常生活動作訓練，自宅の環境整備を行い，離床を促す自立支援．
居宅療養管理指導	医師，歯科医師，薬剤師，管理栄養士等が自宅を訪問し，療養上の管理と指導をする．
通所介護（デイサービス）	外出による社会的交流，家族の負担軽減，機能訓練と日常生活訓練を目的に，入浴，食事提供，生活に関する相談・助言，健康状態確認，機能訓練を行う．
通所リハビリテーション	病院，診療所，介護老人保健施設で理学療法士，作業療法士が中心になりリハビリテーションサービスを提供する．
短期入所生活介護	家族の休息，冠婚葬祭・出張など，短期間入所し介護サービスを受ける．
短期入所療養介護	短期間，介護老人保健施設，介護療養型医療施設に入所し，看護，介護，機能訓練，必要な医療等のサービスを受ける．利用者と家族の心身の負担軽減が目的．
特定施設入居者生活介護	有料老人ホーム，経費老人ホーム（ケアハウス），基準を満たすサービス付き高齢者向け住宅に入居利用者は，居宅介護サービスが適用．
福祉用具貸与	消耗品で直接肌に触れるような腰掛便座，特殊尿器，入浴用いす等の購入費を給付．
住宅改修	手すりの取り付け，段差解消，ドアの引き戸の変更，トイレ（和式から洋式への変更）等居宅で自立を支援するため，給付限度額20万円まで支給．

2）地域密着型サービスの種類

　地域密着型サービスには，以下のようなものがある（**表5**）．

介護保険制度　　*31*

表5　地域密着型サービス

小規模多機能型居宅介護	在宅要介護高齢者を対象に利用者の希望や状態に応じて通所，短期入所，訪問の3つを組み合わせて利用し顔なじみの職員から介護を受ける．
夜間対応型訪問介護	重度独居要介護者に対し時間ごとにオムツ交換，体位交換，安否確認，利用者・家族からコールを受け訪問，24時間切れ目のないサービス提供が可能．
認知症対応型通所介護	在宅認知症の要介護者が通いながら，入浴，排泄，食事などを受ける．
認知症対応型共同生活介護	安定期の認知症の要介護者が利用可能．個室で生活し，5～9人が1ユニットで食堂や居間，台所を共有．これまでの生活の継続を目標に共同生活を送り，地域や家族との交流を積極的に図るのが目的．いわゆるグループホーム．
地域密着型特定施設入居者生活介護	定員29人以下の有料老人ホームやケアハウスなどの特定施設に要介護者が入居し食事や排泄，入浴など日常生活上のケアや機能訓練，ケアを受ける．
地域密着型介護老人福祉施設入所生活介護	定員29人以下の介護老人福祉施設に入所し，入浴，排泄，食事サービスのほかに健康管理を受ける．ユニットケア（1ユニットの定員9人以下）で，原則個室，食堂や居間など共同生活室で食事や他の入所者と交流する．
定期巡回・随時対応型訪問介護看護	2012（平成25）年4月に導入．身体介護や生活援助などの短時間サービスを24時間切れ目なくスポットで提供．必要時には事業所に常駐または訪問看護事業所と連携する看護師による医療的サービスが受けられる．
看護小規模多機能型居宅介護	介護と医療の連携強化という近年の介護保険の流れの中で，「介護と看護の複合」として小規模多機能型居宅介護と訪問看護を組み合わせたサービス．
地域密着通所介護	2016（平成26）年4月導入．定員19人未満の小規模な通所介護サービス．

3）施設サービス

　介護保険施設には介護老人福祉施設，介護老人保健施設，介護療養型医療施設の3種類がある（**表6**）．

表6　施設サービス

介護老人福祉施設	入浴，排泄，食事などの介護，その他日常生活上の世話，機能訓練，健康管理及び療養上の世話を行い，常時介護が必要な利用者へ住まいを提供する．重度者が優先入所でき，2015（平成27）年4月以降利用は要介護3以上に限定．
介護老人保健施設	医学的管理の下に介護，機能訓練その他必要な医療や日常生活上のケアを行い，利用者の自立支援と家庭復帰を促す．医師，看護師，介護職，作業療法士，理学療法士，言語聴覚士などがチームケアをし，医療の場と生活の場を結びつけ家庭復帰への通過施設．退所時の家庭介護課題を解決する退所前訪問指導，退所時指導を行う．
介護療養型医療施設	長期療養が必要な要介護者に療養上の医学的管理の下での介護，機能訓練などを行い，介護を提供できる医療施設と医療を提供できる介護施設の両方の役割を担う．

4.4　2025年に向けた生活支援と介護予防サービスの充実

　2025年には団塊の世代が75歳以上となり，後期高齢者が更に増加するめ，国は在宅介護

を推進している. 地域支援事業は, 大きく①介護予防・日常生活支援総合事業（「総合事業」）, ②包括的支援事業, ③任意事業の3つに分かれるが, 特に①の介護予防と買い物や外出など日常生活面の支援に若者, 主婦, 元気高齢者などすべての地域住民の参加を期待している（図5）.

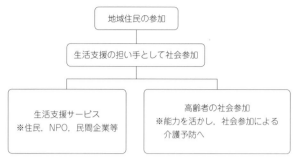

図5　生活支援の住民参加

介護予防・日常生活支援総合事業（総合事業）には, 地域のすべての高齢者を対象として介護予防体操教室開催, 集いの場の設置・運営と介護予防・日常生活支援サービス事業がある.

包括的支援事業

包括的支援事業では, ①地域包括支援センターの運営（介護予防ケアマネジメント, 総合相談, 権利擁護, 困難事例のケアマネジメント等）, ②在宅医療・介護の連携推進, ③認知症施策の推進, ④生活支援サービスの基盤整備（コーディネーター配置, 協議体設置など）を行う.

地域包括支援センターは, ①地域に総合的, 複合的なサービスネットワークの構築, ②高齢者の相談を総合的に受け, 訪問し実態を把握し必要なサービスにつなぐ, ③虐待防止など高齢者の権利擁護に必要な援護, ④高齢者に対し包括的で継続的なサービスが提供されるよう, 地域のさまざまな社会資源を活用したケアマネジメントを行う, ⑤介護予防支援事業や予防給付に基づくサービスが効果的・効率的に行われるよう介護予防プランの作成など適切なケアマネジメントを行う, ⑥ケア会議を開催する, 等の機能があり, 地域包括ケアを推進する要である.

第4次改正介護保険法改正では, 市町村において在宅医療と介護の連携, 認知症に対する施策の推進, 生活支援サービスの充実と強化を図るよう改革された. 要支援1・2の高齢者ニーズに対応するため, 市町村が独自に取り組む「新しい総合事業」に移行した. 市町村は, 既存の介護事業に加え, NPO法人, 民間企業, ボランティアなど地域の力を活用し, その地域に合った多様な形で高齢者を支援する「地域包括ケアシステム」を構築し, 重点的で効果的・効率的なサービスを提供することとなった. すべての住民が関心をもち, 何らかの形で地域ケアに参加していく時代である.

平成29年4月18日に「地域包括ケアシステムの強化のための介護保険法等の一部を改正する法律案」が衆議院本会議において可決され, 今国会で成立した. 本法案は, 介護保険法をはじめとして, 老人福祉法, 医療法, 児童福祉法, 高齢者虐待防止法など31本の法改正を束ねるもので, 成立により, 平成30年度介護保険制度改正の大枠が固まった.

高齢者の自立支援と要介護状態の重度化防止, 地域共生社会の実現を図り, 世代間の公平性を保ち, 介護保険制度を持続させていくという観点から,

①高額介護サービス費の「一般区分」の月額上限額を引き上げた．ただし，1割負担者の
みの世帯については，年間上限額を設定．（37,200円×12カ月：446,400円（3年間の時
限措置【平成29年8月施行】

②2割負担者のうち特に所得の高い層の負担割合を3割．ただし，月額44,000円の上限額
がある．【平成30年8月施行】

表7 利用者負担のあり方（見直し内容）

【利用者負担割合】

	負担割合
年金収入等340万円以上	3割
年金収入 280万円以上	2割
年金収入 280万円未満	1割

【高額介護サービス費】

	自己負担限度額（月額）
現役並み所得相当	44,400円
一般	44,400円＋年間上限額の設定 （1割負担者のみの世帯）
市町村民税非課税世帯 年金収入80万円以下	24,600円 15,000円

文献

土屋昭雄監修．厚有出版編集室編著．カンタン解説改正介護保険；厚有出版；2018

長谷憲明・石山麗子．わかりやすい介護保険制度改正の概要．公益財団法人東京都福祉保健財
団；2015

高室成幸監修．最新介護保険の基本と仕組みがよくわかる本．第6版．秀和システム；2016

（内田富美江）

⑤ 労働関係保険制度

労働関係保険制度とは，働く人たちの労働上におけるリスクに対応する我が国の公的な
社会保障制度であり，雇用保険と労働者災害補償保険がある．

5.1 雇用保険

1）概要

雇用保険制度は，戦後の混乱期に制定された失業保険法を継続し，失業者対策のみなら
ず雇用に関する総合的な機能を併せ持った制度として，1975（昭和50）年に制定された雇
用保険法を根拠法とした雇用におけるセーフティネットの機能を果たしている．

その目的は，労働者が失業した場合及び労働者の雇用継続が困難となる事由が生じた場
合に必要な給付を行うほか，労働者が自ら職業に関する教育訓練を受けた場合に必要な給
付を行うことにより，労働者の生活及び雇用の安定を図るとともに，求職活動を容易にす
る等その就職を促進し，あわせて，労働者の職業の安定に資するため，失業の予防，雇用
状態の是正及び雇用機会の増大，労働者の能力の開発及び向上その他労働者の福祉の増進

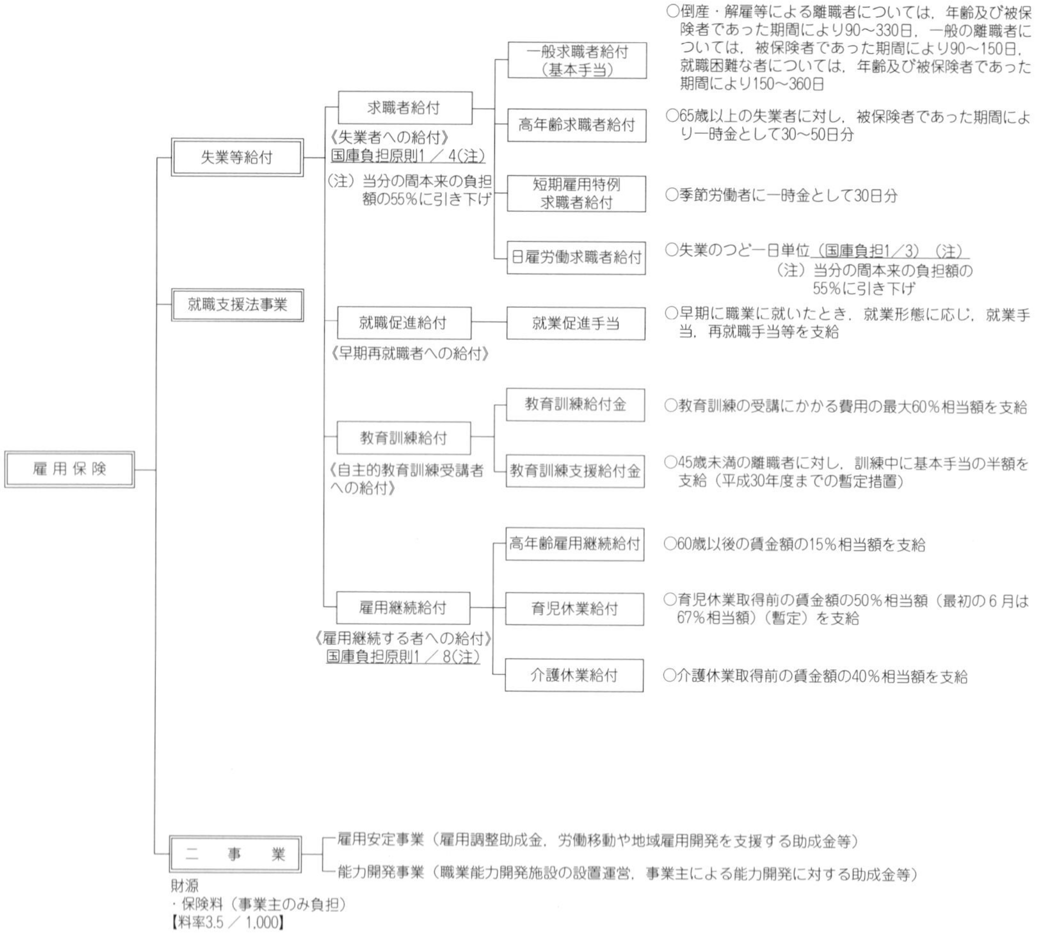

34 社会保障の概念と制度体系

雇用保険
├─ 失業等給付
│   ├─ 求職者給付
│   │   《失業者への給付》
│   │   国庫負担原則1／4(注)
│   │   (注) 当分の間本来の負担額の55％に引き下げ
│   │   ├─ 一般求職者給付（基本手当）
│   │   │   ○倒産・解雇等による離職者については，年齢及び被保険者であった期間により90〜330日，一般の離職者については，被保険者であった期間により90〜150日，就職困難な者については，年齢及び被保険者であった期間により150〜360日
│   │   ├─ 高年齢求職者給付
│   │   │   ○65歳以上の失業者に対し，被保険者であった期間により一時金として30〜50日分
│   │   ├─ 短期雇用特例求職者給付
│   │   │   ○季節労働者に一時金として30日分
│   │   └─ 日雇労働求職者給付
│   │   ○失業のつど一日単位（国庫負担1／3）（注）
│   │   (注) 当分の間本来の負担額の55％に引き下げ
│   ├─ 就職促進給付
│   │   《早期再就職者への給付》
│   │   └─ 就業促進手当
│   │   ○早期に職業に就いたとき，就業形態に応じ，就業手当，再就職手当等を支給
│   ├─ 教育訓練給付
│   │   《自主的教育訓練受講者への給付》
│   │   ├─ 教育訓練給付金
│   │   │   ○教育訓練の受講にかかる費用の最大60％相当額を支給
│   │   └─ 教育訓練支援給付金
│   │   ○45歳未満の離職者に対し，訓練中に基本手当の半額を支給（平成30年度までの暫定措置）
│   └─ 雇用継続給付
│   《雇用継続する者への給付》
│   国庫負担原則1／8(注)
│   ├─ 高年齢雇用継続給付
│   │   ○60歳以後の賃金額の15％相当額を支給
│   ├─ 育児休業給付
│   │   ○育児休業取得前の賃金額の50％相当額（最初の6月は67％相当額）（暫定）を支給
│   └─ 介護休業給付
│   ○介護休業取得前の賃金額の40％相当額を支給
├─ 就職支援法事業
└─ 二事業
    ├─ 雇用安定事業（雇用調整助成金，労働移動や地域雇用開発を支援する助成金等）
    └─ 能力開発事業（職業能力開発施設の設置運営，事業主による能力開発に対する助成金等）
    財源
    ・保険料（事業主のみ負担）
    【料率3.5／1,000】

図6　雇用保険制度の概要

出典：厚生労働省編「厚生労働白書平成28年版」2016年一部改変

を図ることである．その内容としては，失業等給付と雇用安定事業及び能力開発事業の2事業がある．（**図6**）

2）保険のしくみ

　雇用保険は労働者を雇用する事業所には義務付けられており，政府が管掌する強制適応の保険制度であり，ゆえに保険者は政府である．

　被保険者は，雇用保険の適応事業に雇用されている労働者である．その被保険者は，就業形態や年齢によって分類される．また，パートタイム労働者についても，定められた適用基準に該当する場合には被保険者となることもできる．その証明となる保険者証として雇用保険被保険者証がある．

　雇用保険の財源は，国庫補助と保険料で賄われている．保険料は，労働者に支給される賃金及び賞与に対して保険料率を乗じた額が給料および賞与時に天引き徴収される．事業所の種類において保険料率は若干の違いはあるが，大半の一般の事業所の場合には，雇用

労働関係保険制度   *35*

保険の一般的な保険料率は失業等給付が0.6%で，それを労働者と事業主で折半する．また，雇用保険の二事業保険料率は0.3%であり，事業主のみの負担となる．

3）保険給付

　雇用保険給付の種類は**図6**から，主に失業等給付と二事業で構成されている．失業給付は，求職者給付，就職促進給付，教育訓練給付，雇用継続給付がある．

　雇用継続給付の種類の中には，被保険者が育児のために育児休業を取得した場合に休業前の賃金が保障される育児休業基本給付金や，家族の介護を行うために介護休業を取得した場合に休業前の賃金が保障される介護休業給付金がある．

5.2　労働災害補償保険

1）概要

　1947（昭和22）年に公布された労働基準法では，労働上の災害については雇用主が無過失賠償責任を負うことが明文化された．このことを受けて，労働災害を被った労働者やその遺族に対して雇用主は無過失責任に基づき一定の補償を行わなければならない．その補償に関して，社会保険制度を用いて行うことで使用者の災害補償責任の履行を確保するのが，労働基準法と同年に開始された労働災害補償保険法を根拠法とした労働災害補償保険制度である．

　労働災害補償保険制度とは，労働者が業務上又は通勤の事由によって負傷したり，病気になったり，障害者になったり，あるいは死亡した場合に被災労働者の遺族を保護するために必要な保険給付を行うものである．また，労働者の社会復帰の促進や援護とともに，労働者の適正な労働条件確保など福祉の増進を図るための事業も行っている．

2）保険のしくみ

　労働災害補償保険は政府が管掌する強制適応の保険制度であり，ゆえに保険者は政府である．保険の加入者は事業主であり，保険給付を受けることができる者は雇用形態を問わず，全ての労働者が対象である．

　労働災害補償保険の財源は，原則保険料で賄われているが若干の国庫補助もある．保険料は，全額事業主負担で，事業主が使用するべき全労働者の賃金の総額に労働災害補償保険の保険率を乗じて算定している．この労働災害補償保険の保険率は，業種によって災害率やその他の事情を考慮して決められている．

3）保険給付

　労働災害には，業務労災と通勤労災がある．業務労災とは，労働者が業務を原因として被った負傷，疾病または死亡のことである．通勤労災とは，通勤によって労働者が被った傷病等をいう．労働災害の給付としては，**図7**のように，療養補償給付，休業補償給付，障害補償給付，遺族補償給付，葬祭料，傷病補償年金，介護補償給付がある．

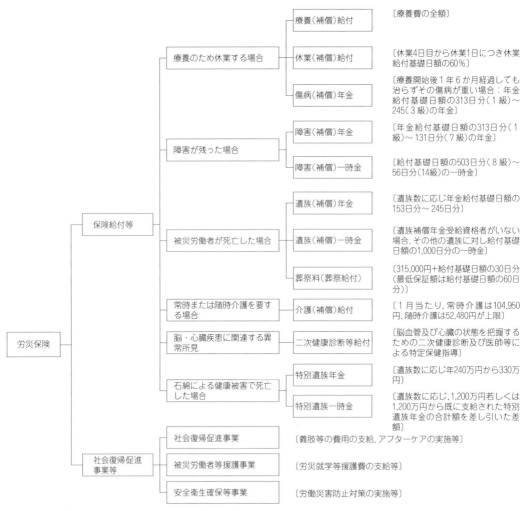

図7 労災保険

出典：厚生労働省「厚生労働白書平成28年版」2016年一部改変

5.3 労働災害と過労死

わが国では近年，過労死が大きな社会問題となっている．過労死とは長時間の残業や休日なしの勤務などの労働過重の結果，精神的かつ肉体的負担が原因で，労働者が脳疾患や心臓疾患などで突然死することや自殺をすることである．過労死は，日本独特の異常な状態として欧米でも報道され，外国語の辞書に「karoshi」という言葉が載っていることは残念なことである．

過労死は，**表8**のように，労災請求件数と支給件数は高水準で推移している．労災認定にあたっては，「脳・心臓疾患」と「精神障害」のそれぞれの基準に基づいて労災補償されている．特にその中でも，近年は精神障害の増加が著しく，職場だけではなく社会全体で精神衛生の向上が図られて，労働者の労働福祉に関する対策と保健医療の連携に期待がもたれる．

労働関係保険制度　　*37*

表8　過労死等の労災補償状況（2011［平成23］〜2015［平成27］年度）

		2011（平成23）年度	2012（平成24）年度	2013（平成25）年度	2014（平成26）年度	2015（平成27）年度
脳・心臓疾患	請求件数	898（99）	842（94）	784（81）	763（92）	795（83）
	支給決定件数	310（13）	338（15）	306（8）	277（15）	251（11）
精神障害	請求件数	1,272（434）	1,257（482）	1,409（532）	1,456（551）	1,515（574）
	支給決定件数	325（100）	475（127）	436（147）	497（150）	472（146）

（注）1．脳・心臓疾患とは，業務により脳・心臓疾患（負傷に起因するものを除く.）を発症した事案（死亡を含む.）をいう.

　　　2．精神障害とは，業務により精神障害を発病した事案（自殺を含む.）をいう.

　　　3．請求件数は当該年度に請求されたものの合計であるが，支給決定件数は当該年度に「業務上」と認定した件数であり，当該年度以前に請求されたものも含む.

　　　4．（　）内は女性の件数で内数である.

出典：厚生労働省編. 厚生労働白書平成28年版. 2017

文献

厚生労働省. 平成28年版厚生労働白書. 2017

一般財団法人厚生労働統計協会. 保険と年金の動向・厚生指標. 増刊・63巻第14号. 2016

（土田耕司）

4章 貧困者の対策（生活保護制度）

① 貧困とは

　貧困を定義することは，難しいといわれている．一般に貧困とは生活水準が低くて所得が少ないこと．つまり，お金がない状態を指し，貧しくて生活に困っていることであろう．また，貧困とはお金があるないといったことだけではなく，その根底には複雑な問題を含んでいると考えなければならない．このことは，2011（平成23）年の国連の経済，社会，文化的権利委員会の定義によると「貧困とは，適切な生活水準など市民，文化，経済，政治および社会的権利に必要な資源，可能性，選択，安全，能力が継続的，あるいは慢性的に剥奪されていると特徴付けられる人間の状態である」と定義されている．

　貧困に関しては，絶対的貧困と相対的貧困という2通りの捉え方がある．絶対的貧困とは，もはやアジアやアフリカの一部の発展途上国しか見られない，身体的に健康な生存状態を維持するために必要な基本的条件が満たされているかどうかが問題の視点となる．つまり，衣食住など人間が生きていくために必要な状態を欠いている状態と国連が定義している．一方，相対的貧困という概念では，貧困状態は個々の社会によって異なるものと考え，貧困をその社会で慣習となっている種類の食事をしたり，社会的諸活動に参加するといったり，生活の必要条件や快適さを保つために必要な生活資源を欠いている状態と捉えられる．つまり，個々の社会的な生活水準と結びつけて考える概念である．

　わが国の貧困は，後者の相対的貧困の概念で捉えられる．この相対的貧困は，見つけ難い貧困といわれている．さらには初期の段階では，問題が表出され難く発見されたときには，二次的な問題を多く含んだ状態になっていることも少なくない．

　わが国の相対的貧困率は，厚生労働省の「国民生活基礎調査」平成28（2016）年からみてみると，貧困率は15.6％と高く，その中でも子どもの貧困率が13.9％，さらに，ひとり親家庭の貧困率においては50.8％と極めて高かった．経済大国と呼ばれている日本において，貧困は現在の身近な社会問題の一つでもある．

② 貧困と医療福祉

　貧困と特に私たちの健康とは，深く相互に関連している．貧困が疾病を生み，疾病が貧困を生むといわれ，昔から貧困問題と疾病による医療との関係については承知のことであ

り，貧困が健康に，また不健康が貧困に影響を与えることを理解しなければならない．不健康であると貧困になる．貧困であると不健康になる．健康状態が良く収入が増えると健康状態が良くなるが，その逆もいえる．

つまり，私たちの健康状態と貧困との関係は深く，貧困に対しての対応を図る場合において，その原因は他の生活問題から派生しているのではないかと考えなければならない．また，疾病に対して医療的な治療が行われたとしても，患者の生活そのものに問題があるのならば，その問題を包括的に対応しなければならない．ここに医療と福祉の連携が図られる意義ある．

このことは，貧困と関係する社会問題について，およそ90年前にイギリスの経済学者のウイリアム・ベヴァリッジがイギリス政府に提出した「社会保険および関連するサービス」と題した報告書（ベヴァリッジ報告）のなかで示した貧困に関する原因として，また関連する問題として貧困，疾病，不潔，無知，怠惰を「5つの社会悪」と述べ，国家による社会保険制度の整備が図られることでこれらに対抗し，それでも不可能な場合に備えて公的扶助を設けるとを提言している．

この公的扶助制度が，今日のわが国における貧困対策の要でもある生活保護法に基づく生活保護制度である．

③ 生活保護制度

3.1 生活保護の概要

生活保護制度とは，日本国憲法第25条の生存権保障に基づいた生活保護法を根拠法とし，国家の責任において生活が困窮状態の国民（要保護者）に対して，最低限度の生活の保障するわが国の公的扶助の制度である．その目的は，生活困窮者の最低生活の保障のみだけではなく，現に生活保護を受けている者（被保護者）の自立の促進を目指す自立助長である．

生活保護の決定や実施に関する事務は，都道府県および市町村によって設置されている福祉事務所が担うこととなっている．被保護者への指導や助言などは福祉事務所の社会福祉主事があたり，協力機関として民生委員が位置づけられている．生活保護の費用に関しては，国が75％（4分の3）負担し，福祉事務所を設置する都道府県または市町村が残りの25％（4分の1）を負担する．

また，生活保護は生活保護法により四つの基本原理と，保護実施にあたっての四つの実施原則に基づいて，その構造が成り立っている．

3.2 生活保護の原理

1）国家責任による最低生活保障の原理

生活に困窮するすべての国民に対し国の責任において，その最低限度の生活を保障す

40　貧困者の対策（生活保護制度）

ることとされている．生活保護における最も基本的な原理である．

２）無差別平等の原理

すべて国民は，要件を満たしていれば保護を無差別平等に受けることのできる権利を有する．無差別平等とは，困窮となった原因などは一切問わない，また，生活習慣，性別，信条，身分などによって差別しないことである．

３）健康で文化的な最低生活保障の原理

生活保障されるべき最低生活保障の水準を規定したことである．保障される最低限度の生活とは，単にかろうじて生存を続けることが可能な程度ではなく，健康で文化的な生活水準を維持することを明らかにした原理でもある．

４）保護の補足性の原理

生活保護は，生活に困窮する者が，その利用し得る資産，能力その他あらゆるものを活用することを要件として行われるという原理である．さらに，民法に定められている扶養義務者の扶養義務の履行や他の法律による扶助（他法優先）は保護に優先して求められる．

3.3　生活保護の実施原則

１）申請保護の原則

生活保護を受ける場合には，要保護者である本人または同居の親族による申請に基づいて開始することを原則としている．

２）基準および程度の原則

生活保護の基準は，要保護者の年齢別，性別，世帯構成別，所在地域別その他保護の種類に応じて必要な事情を考慮した最低限度の生活を十分に満たすものであることを原則としている．

３）必要即応の原則

生活保護は，その要保護者の実際の必要の相違を考慮して，実際の必要に応じ有効かつ適切に保護が実施されることを原則としている．

４）世帯単位の原則

生活保護は，同一家屋に居住し，同一生計を営んでいる世帯を単位として支給されることを原則としている．ただし，事情によっては個人を単位として定めることもできる（世帯分離）．

3.4　生活保護の種類（扶助）

生活保護による保護の種類である扶助には，生活扶助，教育扶助，住宅扶助，医療扶助，介護扶助，生業扶助，出産扶助，葬祭扶助の8種類の扶助があり，要保護者の生活状況に応じて必要な扶助のみ給付される．これらの扶助は，現金によって給付される現金給付を原則としている．しかし，医療扶助と介護扶助はその扶助の内容から現物（治療行為や介

護サービスなど）による現物給付である．

1）生活扶助

日常生活を営む上での基本的な需要を満たすためのものである．基準生活費（第1類・第2類）と妊産婦や障害者などの各種加算とに分けられている．第1類は個人ごとの飲食や衣服・娯楽費などの費用，第2類は世帯として消費する光熱費などである．

2）教育給付

義務教育を受けるのに必要な扶助であり，学用品費，副読書，学校給食費，通学に必要な費用，学外研修などの費用，あくまでも義務教育に伴う必要な費用に限られている．

高等学校への就学にかかる費用は，後で述べる就職のための費用として生業扶助で支給される．

3）住宅扶助

被保護者が，家賃，間代，地代などを支払う必要があるとき，及びその住居の補修，その他住宅を維持する必要があるときに行われる扶助である．

4）医療扶助

疾病や負傷により治療を必要とする場合に行う給付である．原則として現物支給（投薬，処置，手術，入院などの直接給付）により行われる．

医療扶助の利用は，原則としてまず実施機関（福祉事務所）で医療扶助の開始手続きにより医療給付が必要と判定されれば医療券が発行され，これを生活保護指定医療機関に提出する仕組みとなっている（但し，緊急時はこの限りではない）．

5）介護給付

要介護状態となれば，介護保険とほぼ同等の居宅介護サービスや施設介護サービスなどが現物給付で支給される．なお，介護保険の加入者である場合はそちらが優先して適用され，介護保険の自己負担分が介護扶助として支出される．

6）出産扶助

出産分娩に必要な費用について基準額の範囲内で給付される．

7）生業扶助

生業扶助は，法の目的である自立助長を具体的に措置したもので，生業費，技能修得費，就職支度費からなっている．なお，教育扶助でも触れたように高等学校就学費は生業扶助の技能修得費として支給される．

8）葬祭扶助

死亡者に対して，その遺族や扶養義務者が困窮のために葬祭を行うことができない場合に支給される．

3.5　保護施設

保護施設は，生活保護法に基づき，居宅での生活を営むことが困難な者を入所させて保護する施設で，それぞれの実情に応じて救護施設，厚生施設，医療保護施設，授産施設，

42　貧困者の対策（生活保護制度）

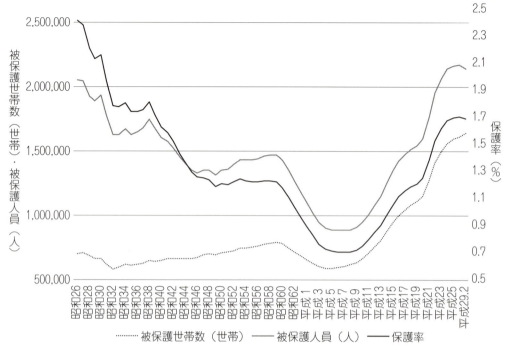

図1　被保護世帯数，被保護人員，保護率の年次推移

宿所提供施設がある．

3.6　生活保護の動向

　社会情勢や景気動向を反映し，生活保護受給者数は**表1**のように，2011（平成23）年に過去最高を更新し，それ以降も増加傾向にあり2014（平成26）年度には約217万人（保護率：1.70％）となっている．

　年齢別の被保護人員は，65歳以上の高齢者の伸びが大きく被保護人員のうち，全体の約44％を占めている．扶助の種類としては，生活扶助，住宅扶助，医療扶助の3扶助が大半を占めている．特に医療給付では，精神疾患や慢性疾患による保護の長期受給の傾向である．

　保護開始の理由は「貯金の減少・喪失」や「働きによる収入の減少・喪失」と「傷病による」の理由が多くを占めている．また，保護廃止の理由は「死亡」が最も多い．保護の期間としては，長期化傾向にあり10年以上受給している長期受給者が3割近くを占めている．

3.7　生活困窮者自立支援制度

　生活保護を受給していなくても，現に生活が困窮している者の自立を支援するために，2015（平成27）年から「生活困窮者自立支援法」が施行された．この制度は，①包括的な

支援，②個別的な支援，③早期的な支援，④継続的な支援，⑤分権的・創造的な支援の5つの支援体制からなる．

　この生活困窮者自立支援制度は，私たちの最後のセーフティネット（社会的安全網）としての生活保護に至る前で，貧困を防ぐべき，もう一つのセーフティネットとしての機能するべき制度である．

文　献

1 ）　岩田正美．現代の貧困―ワーキングプア／ホームレス／生活保護．ちくま新書，2007.
2 ）　星野政明，高内克彦，土田耕司編著．医療福祉の道標．金芳堂，2011.
3 ）　平成28年版厚生労働白書．厚生労働省．2017.
4 ）　保険と年金の動向・厚生指標．増刊・63巻第14号．一般財団法人厚生労働統計協会，2018.

（土田耕司）

5章　高齢者の医療福祉

1 高齢社会の実態

　我が国の総人口は，2017（平成29）年10月1日現在，1億2,672万人となっている．65歳以上の高齢者人口は，3,494万人となり，総人口に占める割合（高齢化率）は25.9％となった．65歳以上の高齢者人口は，1950（昭和25）年には総人口の5％に満たなかったが，1970（昭和45）年に7％を超え，さらに，1994（平成6）年には14％を超えた．高齢化率はその後も上昇を続け，先に述べたように26.7％に達した．また，生産年齢人口（15～64歳）は，1995（平成7）年に8,716万人でピークを迎え，その後減少に転じ，2013（平成25）年には7,901万人と1981（昭和56）年以来32年ぶりに8,000万人を下回った．

　将来推計人口でみる日本については，2012（平成24）年1月に国立社会保障・人口問題研究所が公表した「日本の将来推計人口」の報告を概観すると，我が国の総人口は，長期の人口減少過程に入っており2026（平成38）年に人口1億2,000万人を下回った後も減少を続け，2048（平成60）年には1億人を割って9,913万人となり，2060（平成72）年には8,674万人になると推計された．

　こうした中，高齢者人口は，「団塊の世代」が65歳以上となった2015（平成27）年に3,392万人となり，「団塊の世代」が75歳以上となる2025（平成37）年には3,657万人に達すると見込まれた．その後も高齢者人口は増加を続け，2042（平成54）年に3,878万人でピークを迎え，その後は減少に転じると推計された（**図1**）．

　総人口が減少する中で高齢者が増加することにより高齢化率は上昇を続け，2035（平成47）年に33.4％で3人に1人となる．2042（平成54）年以降は高齢者人口が減少に転じても65歳到達者数が出生数を上回ることから高齢化率は上昇を続け，2060（平成72）年には39.9％に達して，国民の約2.5人に1人が65歳以上の高齢者となる社会が到来すると推計されている[1]．

　このようなあらゆる面で高齢化していく中，ますます病気や介護の負担は上昇する．病気を治すこと，あるいは介護のための社会的負担を減らす取り組みが必要である．そこで，我が国の高齢者医療福祉政策はどのような役割を果たしてきたのか歴史的背景から見ていく．

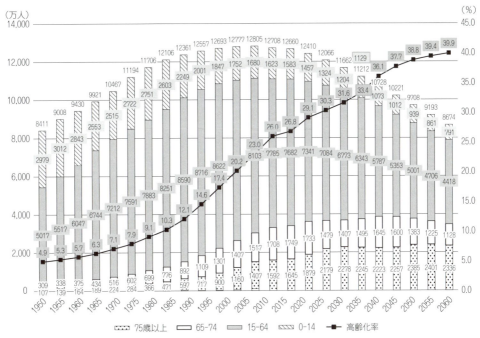

図1 「高齢社会白書」2016年度版[2]

2 高齢者の医療福祉政策の歴史的背景

　戦後の医療福祉政策は，1950年代頃まで，自宅療養が中心であり，例えば，家族が介護しながら，往診医，親族や近隣の人々に最期を看取られ亡くなるのが高齢者の終末期であった．

　1961（昭和36）年には国民皆保険が発足したが，医療費がかさむため経済的理由で入院をさせたくても入院できない患者が多く，必要な時に必要な医療が安心して受けられる状況ではなかった．

　その後，高度経済成長期に，疾病構造が大きく変わり，脳血管疾患，心疾患，がんといった3大成人病による死亡が増加した．この時期の高齢者の医療は，急性期は入院で治療し，退院後の寝たきり患者は往診で対応する形が一般的であった．この時期から「寝たきり老人」の長期介護問題が社会問題化してきた．また，その多数の「寝たきり老人」は妻や嫁の介護に任されていた．このような現状を改善するために，厚生省は「社会福祉施設緊急整備5ヶ年計画」を作成し，施策を実施した．

　1973（昭和43）年には，老人医療費が無料化され，高齢者対策が飛躍的に充実した．これは，高齢者の有病率が高く，疾病が複合化，慢性化しやすいため医療費が高額になる場合が多く，高齢者の健康の保持を図るためと医療費の負担軽減を図るために導入された．しかし，老人医療費はその後著しく増大していった．一方，高齢者対策が全体的に医療費保障に偏り，疾病の予防から機能訓練までに至る保健サービスの一貫性に欠けることなど

の問題点が露呈していった．また，在宅福祉サービスの不足から高齢者が入院医療偏重の傾向になり，病床が老人で占められる事態となった．こうして国民医療費に占める老人医療費も上昇し，政府・厚生省の医療費抑制策を引き出すことになったのだ．

ここで外部要因として極めて大きな影響を及ぼしたのが，1981（昭和56）年から1983（昭和58）年まで続いた行政改革と財政再建路線を打ち出した第二次臨時行政調査会の諸答申だ．

この第二次臨時行政調査会の諸答申を受けて，従来の高齢者政策が高コストをもたらしてきたことに対し政策の見直しの機運が生じた．その中で医療面では高齢者医療のコストを誰が負担するのかが政策の焦点となり，1982（昭和57）年の老人保健法，1984（昭和59）年の健康保険法等の改正によって，医療保険の枠内での負担が基本となった．

老人保健法は，国民の老後における健康の保持と適切な医療の確保を図るため，疾病の予防，治療，機能訓練等の保健事業を総合的に実施することを目的とした．市町村が実施主体となる健康教育，健康相談，健康診査，訪問指導等の保健事業が制度化され，患者一部負担が導入された．また，各医療保険から老人保健・医療へ拠出させる制度（老人保健拠出金制度）が導入され，老人医療の無料化，公費化が根本的に覆されることになった．さらには，1986（昭和61）年に老人保健法の一部改正が行われ，老人保健施設へとつながった．

その後，1989（平成元）年には，在宅，施設を含めた総合的な福祉の人的，物的計画である「高齢者保健福祉推進十ヶ年戦略（ゴールドプラン）」が策定された．このゴールドプランができたことで，我が国の福祉行政は，施設福祉から住み慣れた地域に暮らし続けられる在宅福祉へと政策転換が図られ，サービスの供給量や人材の確保といった数値目標を具体的に設定して取り組まれることになった．

1990（平成２）年には老人福祉関係八法改正，1991（平成３）年には老人保健法が改正された．これらの改正は，在宅福祉を法令上「居宅介護」として明文化すると同時に，全市町村に老人保健福祉計画の策定が義務化されたことにより，市町村の責任が明確になった．

1990年代に入り，第２次医療法改正による医療機関の機能分化により在宅ケアに一層拍車がかかった．医療や看護を必要とする相当重篤な患者が在宅での療養生活を余儀なくされてくる．そして，長期的なケアを必要とする在宅療養患者が増加した．

このような状況から国民医療費は年々増大し，医療保険財政は大幅に悪化して危機的状況にあることから，21世紀の少子高齢社会においても医療保険制度を安定的に維持していくために，制度全般にわたる総合的な改革が急務となった．

1998（平成10）年には国民健康保険法等について，2000（平成12）年には健康保険等の高齢者の一部負担金について改正が行われ，さらに2002（平成14）年７月にはサラリーマンの医療費自己負担を３割に引き上げることなどを内容とする改正が行われた．改正後も，少子高齢化の更なる進行や国民生活・意識の変化など，医療を取り巻く環境が大きく変化

高齢者の医療福祉の現状　47

し，医療保険制度を将来にわたり持続可能なものとしていくためには，制度全般にわたる抜本的な改革が不可欠となった．このため，医療提供体制に関する改革と併せ，医療制度構造改革が行われることとなり，①医療費適正化の総合的な推進，②新たなる高齢者医療制度の創設，③都道府県単位を軸とした保険者の再編・統合の３つを柱とした「健康保険法等の一部を改正する法律」が2006（平成18）年６月に成立した．

　この制度も施行されてから10年が経過し，社会保障制度改革国民会議の報告書でも「現在では十分定着している」とされた．このことも踏まえ，持続可能な社会保障制度の確立を図るための改革の推進に関する法律においては「医療に関する検討事項の実施状況を踏まえ，高齢者医療制度の在り方について，必要に応じ，見直しに向けた検討を行うものとする」とされた[3]．

　同じ医療制度改革において，従来の「老人保健法」は「高齢者の医療の確保に関する法律」（以下，高齢者医療確保法と称す）」へ改正された．これに伴い，それまで老人保健法に基づく老人保健事業の一つである基本健康診査等は，高齢者医療確保法に基づく特定健康診査および特定保健指導（40歳から74歳までを対象）として，国保等の医療保険者に実施が義務付けられていた．同時に，後期高齢者医療広域連合による健康診査（75歳以上が対象）として実施されることになった．さらには，がん検診については健康増進法に基づく保健事業として，また老人保健事業の介護予防に関する取り組みについては介護保険法の地域支援事業として2008（平成20）年から実施されている．

　高齢者医療制度については，2014（平成26）年４月から，新たな70歳になる者について，原則どおり２割負担が導入されている．2015（平成27）年１月からは，高額療養費の見直しが行われ，70歳未満の者の所得区分を５区分に細分化するとともに，相対的に所得の低い者の上限額か引き下げられた．

　また，2015（平成27）年度通常国会においては，社会保障制度改革プログラム法に基づく制度改正法案が成立した．この法には，医療保険制度の財政基盤の安定や負担の公平化，医療費適正化の推進等が含まれており，2018（平成30）年４月１日にかけて順次施行される．

③ 高齢者の医療福祉の現状

　日本人の寿命が戦後急速に伸びた背景には，感染症などの急性期疾患が激減したことがあげられる．一方，がんや心疾患の病などの生活習慣病が増加し，疾病構造が大きく変化した[4]．さらに，寝たきりや認知症などのように高齢化にともなう障害も増加している．我が国には，いわゆる社会的入院といわれる高齢者は約７万人以上いると推測されているが，この解消のための政策も検討されている．

　日本の高齢者は，子や孫に囲まれて暮らしていると，長い間信じられてきたが，厚生労働統計協会「国民衛生の動向2016/2017」（2016）によれば，世帯構造別65歳以上の者のい

5

高齢者の医療福祉

48　高齢者の医療福祉

る世帯についてみると，1989（平成元）年の世帯数は10,774万世帯で2015（平成27）年には23,724万世帯と2倍に増えている．三世代世帯を比較してみると1989（平成元）年は世帯全体の40.7％を占め，2015（平成27）年には12.2％と激減している．それに代わって増えたのが，夫婦のみ世帯と単独世帯であり，1970年代まではそれぞれ10.0％前後に過ぎなかったが，今日では夫婦のみ世帯は約31.5％，単独世帯は26.3％を占めるようになった[5]．

　こうした状況が在宅介護における現代的な問題である認認介護（認知症の介護者も認知症），シングル介護（未婚の息子や娘が一人で親を介護）や孤独死を引き起こしている．

　現在，要介護認定者の2人に1人は，認知症の影響がみられる高齢者であり，その数は約150万人にのぼっている．こうした認知症高齢者は，このまま推移すると2015年代には約250万人，2025年には323万人まで増加することが予測されており，認知症の人を支える地域づくりが急がれている．

　また，近年高齢者に対する虐待が大きな問題となっているが，国が2006〜2011年に行った「高齢者虐待の防止，高齢者の養護者に対する支援等に関する法律に基づく対応状況等に関する調査」（厚生労働省）によれば，虐待を受けている高齢者の実に48.0％が認知症の症状を呈している．この調査では，虐待の加害者は，息子（40.7％）が最多で，夫（17.5％），娘（16.5％）の順であった．さらに，認知症高齢者については消費者被害の問題も生じている．今後認知症高齢者が増加するのにともなって，こうした問題はますます深刻化する恐れがあり，社会全体において高齢者の権利をいかに擁護していくかが重要な課題になってくる．2006（平成18）年4月から高齢者虐待防止法が成立し，国および地方公共団体において，高齢者の虐待防止，権利擁護の取り組みの強化が求められている．

④ 高齢者の医療福祉の展望

　高齢者になっても住み慣れた地域で人生を送ることは，多くの人々が共通する願いである．今日，高齢者が住み慣れた地域を離れざるを得なくなっている大きな要因が「介護」などである．特に，独居単独の高齢者世帯においては決定的な意味をもっている．したがって，現在の超高齢社会では，たとえ独居の高齢者が医療・介護が必要になっても，それまでの生活を継続できるような社会を実現することが大きな課題となる．

　その鍵を握るのは「地域」の有り様である．高齢者の自立した生活を支えることができる「地域ケア」体制が存在するならば，生活の継続は可能となる．先の現状でも触れた厚生労働統計協会「国民衛生の動向2016/2017」（2016）によれば，2015（平成27）年の世帯構造別65歳以上の世帯から，独居世帯や夫婦のみの世帯が合わせて57％を超える時代を迎え，こうした地域ケアの重要性はますます高まるものと考えられる[6]．

　今後，高齢者の独居世帯や重度者を支える観点からは，在宅ケアでは，「夜間・緊急時の対応」を含めた365日・24時間の安心を提供する体制の拡大が必要であり，一方，施設ケアにおいては「在宅に近い環境」のもとで個別ケアの拡充が求められる．将来の方向と

して，両者を統合した地域ケアへの展開を拡大すべき時期を迎えている．

　また，介護ニーズだけでなく，それ以外にも様々な生活支援ニーズに対応した「包括ケア」は，地域ケアの重要な柱の一つである．高齢者の生活全体を支える観点から，まず，地域で生活を続けていく上で何らかの支援が必要になったとき，高齢者や家族が身近な場所で気軽に相談できる窓口が必要となる．そして，ケアの提供にあたっては，介護保険制度の介護サービスだけでなく，医療ニーズが必要となったときの医療サービスや地域住民などによるインフォーマルなサービスなどとも連携した対応が求められる．このように高齢者のニーズに幅広く対応した包括的なケアが目標（展望）となる．

　さらに，包括的なケアを一貫性のある形で「継続的に提供する体制」は，地域ケアの大きな柱である．高齢者が住み慣れた地域で，最後までその人らしい生活を送るためには，要介護状態になる前からの日常的な健康管理や介護予防にはじまり，介護が必要になったときには介護サービスが，そして最期にはターミナルケアが切れ目なく一貫した体制のもとで提供される必要がある．このためには，地域で，主治医や看護師をはじめ福祉専門職など様々な職種や人材が連携しながら，継続的にフォローする体制を確立することが求められる．そして地域，すなわち，コミュニティを支える基盤には，福祉や医療関連の施設だけでなく，「住まい」や他の公共施設，交通網，さらにはこうした地域資源をつなぐ人的ネットワークも含まれる．地域ケアにおいては，これらが有機的に連携し，地域に住む人々の生活を支えるものとして機能することが重要だ．

文　献

1）　内閣府編．高齢社会白書．p.2，2016．

2）　前掲書

3）　社会保障入門編集委員会．社会保障入門2016．p.125，2016．

4）　二木立．戦後疾病構造の推移．pp.100-106，1973．

5）　一般財団法人厚生労働統計協会．国民衛生の動向2016/2017．p.52，2016．

6）　前掲書

（葛西久志・吉岡利忠）

6章 子ども家庭と医療福祉

　近年の子どもと家族を取り巻く社会は，児童虐待，いじめや自殺，自然災害による子どもの生活変化など，厳しい局面にさらされている．我が国の教育も，今や子どもの貧困は，6人に1人の割合とも言われており（内閣府「子ども・若者白書」による），たいへん深刻な問題だ．また，小児医療においては，高度医療に伴い子どもの疾病は複雑で重症化し，医療依存度の高い子どもや成人期に持ち越される慢性疾患を患う子どもが増加するなどの課題も多い．このような状況にある子どもと家庭環境において，最善の利益が守られ，かつ健やかに成長・発育・発達できるよう，個々の発達段階と健康レベルに応じた指導・支援・援助に関する方法を学びつつ，子どもと家族に対する看護・福祉・医療・心理・教育の役割について考えていく．

　なお，社会状況は刻々と変化しているため，出生率，死亡率，死亡順位，受療率などの統計数値は，常に最新のデータをしっかりと確認してほしい．また，予防接種，小児慢性特定疾病医療費制度の対象となっている疾患群，児童虐待，障がいなどに関する法律等は，最新の情報を各自で確認したい．

1 児童福祉法と子どもの権利条約

　1947（昭和22）年に制定された児童福祉法は，日本国憲法の理念に基づくものだ．日本国憲法第25条には，「すべての国民は，健康で文化的で最低限度の生活を営む権利を有する．」「国は，すべての生活部面について，社会福祉，社会保障及び公衆衛生の向上及び増進に努めなければならない．」と規定され，国民の生存権を保障するために社会保障と社会福祉を国の使命として義務づけている．すべての国民の人権を保障するという憲法の理念は，児童福祉を含めたすべての社会福祉の原点となっている．

　2016（平成28）年に改正された児童福祉法は，第一条に福祉の理念として，国民は，すべての子どもの健やかな育成のために努力し，子どもを差別することなく愛護し，その生活を保障することが国民の義務と規定している．第二条には児童育成の責任として，子どもの福祉を図る責任と義務を保護者が負い，国及び地方公共団体は，保護者がその責任を果たせるように援助と指導を行う義務を負うとしている．児童福祉法で児童福祉の原理を示し，初めて「福祉」という名称を冠した法律である点は，たいへん意義深いものだ．

　次に，「児童の権利に関する条約（子どもの権利条約）」は，子どもの基本的人権を国際的に保障するために定められた条約だ．18歳未満を「児童（子ども）」と定義し，国際人

権規約（第21回国連総会で採択・1976（昭和51）年発効）が定める基本的人権を，その生存，成長，発達の過程で特別な保護と援助を必要とする子どもの視点から概説している．前文と本文54条からなり，子どもの生存，発達，保護，参加という包括的な権利を実現・確保するために必要となる具体的な事項を規定している．1989（平成元）年の第44回国連総会において採択され，1990（平成2）年に発効した．日本は，1994（平成6）年に批准している．子どもの権利を守るためのたいへん重要な条文であり，以下の4つの「権利」に代表される．

①生きる権利…子どもたちは健康に生まれ，安全な水や十分な栄養を得て，健やかに成長する権利を持っている．

②守られる権利…子どもたちは，あらゆる種類の差別や虐待，搾取から守られなければならない．紛争下の子ども，障害をもつ子ども，少数民族の子どもなどは特別に守られる権利を持っている．

③育つ権利…子どもたちは教育を受ける権利を持っている．また，休んだり遊んだりすること，様々な情報を得，自分の考えや信じることが守られることも，自分らしく成長するためにとても重要である．

④参加する権利…子どもたちは，自分に関係のある事柄について自由に意見を表したり，集まってグループを作ったり，活動することができる．そのときには，家族や地域社会の一員としてルールを守って行動する義務がある．

② 少子化・核家族化の中での子どもと家庭環境

　第二次世界大戦後の日本は，高度経済成長期を迎えて，社会保障の充実が図られてきた．その一方で，人口に占める子どもの割合は減少し続けて，女性が一生の間に産む子どもの総数をあらわす「合計特殊出生率（15～49歳までの女性の年齢別出生率を合計したもの）」は，戦後の第一次ベビーブーム以後減少し続け，1990年代以降は，少子化がさらに注目を集めるようになった．少子化対策は喫緊の政策上の重点課題となったが，その後の改善は見られず，2015（平成27）年の合計特殊出生率は1.46で，前年を0.04ポイント上回って2年ぶりに上昇したのみだ（厚生労働省「人口動態統計」による）．合計特殊出生率は，2005（平成17）年の1.26を底に緩やかな回復傾向にあるが，水準は依然として低い傾向が窺える．人口を維持できる水準とはかけ離れており，今後も人口減少が続く見通しだ．新人口推計によると，今後，いっそう少子高齢化が進み，日本は，本格的な人口減少社会になるとの見通しが示されている[1]．

　さて急速な少子化は，子どもの養育環境にさまざまな変化を生んだ．子育て中の夫婦の多くは，身近に子どもと接する機会が少ないまま親になった世代だ．また，児童のいる世帯数における核家族世帯の割合は増加傾向にあり，この50年近くの間に3世代家族の比率は10％以上減少し，その分単独世帯や核家族世帯が増加している状況が把握できる．構成

52　　子ども家庭と医療福祉

比で見ると核家族世帯よりも単独世帯の増加率が大きく，未婚の人が増加している様子が容易に想像できる（厚生労働省大臣官房統計情報部「国民生活基礎調査」による）．

　また，晩婚化，未婚化に加え，高齢者の独り身世帯の増加といった，いわば先進国病的な社会構造上の問題が，このタイミングで顕著化してきた．ちなみに日本の高度経済成長が終わったのも，ほぼこの時期のことだ．子育て中の親の多くは，子育ての経験者であって親としてのモデルともなる祖父母と同居していないために，身近な人から育児上の判断や実践的な情報を得にくいばかりでなく，親としてのあり方やどのような子育てをしていきたいのかを描きにくい社会になっていると考えられる．さらに，政府が掲げる「1億総活躍社会」の推進により，女性の就業率の向上も相まって，共働き家庭が増加し，その結果として待機児童は増大し，1992年には初めて共働き家庭の数が，片働き家庭を抜いた[2]．政府により，配偶者控除を段階的に廃止し，夫婦控除等に見直す議論も始まっている．

　また，近年の労働環境の変化に伴って，失業者や低賃金労働者が増加して長時間労働になる傾向だ．育児に伴う出費に経済的な厳しさを感じる親や，仕事が忙しく家族と過ごす時間が不足していると感じる親も多いのではないかと推測される．仕事を持つ親は心身の負担が増しやすく，また子育てに専従する親には孤立感が生じやすい．離婚率に注目すると，1983（昭和58）年に1.51を示した以降減少傾向であったが，1991（平成3）年以降再び上昇し，2007（平成19）年に2.02とピークに達した．今や新婚家庭の3組に1組が離婚する状況だ．ひとり親家庭や再婚家庭など，家族のあり方や子どもの居場所が多様化する中で，子どもの生活基盤である家庭が，必ずしも安定した状況にないことが，子どもにさまざまな影響を及ぼしている可能性がある[3]．

③ 子育て期の保健・医療

　日本における母子を中心とした保健活動の取り組みは，戦後，1965（昭和40）年に母子保健法が公布された後，その充実と医療の進歩が展開されてきた．1977（昭和52）年に，1歳6か月健診と先天性代謝異常マス・スクリーニングが実施されて，異常の早期発見・早期治療の体制が強化された[4]．1985（昭和60）年にはB型肝炎母子感染防止事業が開始されるなど，母親への保健活動の充実が図られるようになった．一方，医療面では，1965（昭和40）年に国立小児病院が開設されたあと，小児医療の専門化が格段に進み，周産期の母子の健康問題に対しては，都道府県単位で集中的な治療を提供する周産期母子医療センターが整備された．

　このような母子を中心とする保健・医療の拡充によって，多くの小児が健やかに成長・発育発達を遂げる時代になっている．周産期死亡率は，戦後一貫して改善し，2014（平成26）年には2.5人（妊娠満22週以後の死産1.8人＋早期新生児死亡0.7人）と世界最高水準に達した．新たな課題は，出生総数が減少する中，1980年代以降，低出生体重児が増加する傾向にあることだ．不妊治療や出産の増加によって多胎児が増えていることや，母親の

小児保健・医療と看護　　*53*

出産年齢が高くなっていることも影響している．今後，母体の健康管理とともに，ハイリスク新生児がより健やかに成長・発育発達を遂げられるように，長期的視点に立った医療の提供が求められる．

　「健やか親子21」は，2001（平成13）年から開始した，母子の健康水準を向上させるためのさまざまな取り組みを，皆で推進する国民運動計画だ[5]．母子保健は全ての子どもが健やかに成長していく上での健康づくりの出発点であり，次世代を担う子どもたちを健やかに育てるための基盤となっている．2015（平成27）年度からは，以下に示す現状の課題を踏まえ，新たな計画（〜2024年度）が始まっている．安心して子どもを産み，健やかに育てることの基礎になる少子化対策としての意義に加え，この少子化社会において，国民が健康で明るく元気に生活できる社会の実現を図るための国民の健康づくり運動（「健康日本21」）の一翼を担うものだ．繰り返しになるが，母子保健を取り巻く状況としては，①少子化の進行，②晩婚化・晩産化と未婚率の上昇，③核家族化，育児の孤立化等，④子どもの貧困，⑤母子保健領域における健康格差（小学生の肥満児の割合，3歳児のむし歯など）があげられる．第1次計画（2001〜2014年）で悪化した指標は，①10代の自殺率，②全出生数中の低出生体重児の割合であったことは，保健・医療従事者としてはたいへん注目すべき点だ．

　さてここで最近，日本でも注目されている，フィンランドの子育て支援「ネウボラ」について紹介したい．ネウボラを直訳すると「相談やアドバイスの場」という意味だが，妊娠から出産，子どもが就学するまでを自治体が切れ目なくサポートしてくれる仕組みのことだ．フィンランドでは，妊娠するとまず，ネウボラの施設で無料の健診が受けられる．出産までの健診では，妊娠の経過だけにとどまらず，出産や育児に関すること，家族のこと，その時点での不安なことなどを30分から1時間ほどかけてじっくりと相談やお話をすることができる．その際必要に応じて，助産師・保健師などとの面会，医療機関への橋渡しも行ってくれるという心強いシステムだ．妊娠から出産，その後の子どもの就学までを基本的には同じ担当者である通称「ネウボラおばさん」が，母親のみならず，子ども，父親，きょうだいなど家族すべての心身をサポートしてくれ，信頼関係（ラポール）も結ばれ，安心して出産，その後の子育てに臨めるという．日本でもこの「ネウボラ」のような，切れ目のない支援をしようとする自治体が増えている．産前の両親学級の他にも，プレママ・パパを応援するプログラムの企画や，産前産後において地域の子育てセンターなどで心配事などを相談できる体制づくり，日帰りや宿泊のできる産後ケアの充実など，ほとんどの自治体ですでに実施されている．今後も，地域社会や多くの人に見守られながら，誰もが不安なく妊娠，出産し，安心して子育てできる社会づくりに期待したい．

④ 小児保健・医療と看護

　まず，近年の社会・医療事情を踏まえ，また子どもと家族が置かれている状況を鑑み，

54　子ども家庭と医療福祉

子どもと家族の最善の利益を目指した小児看護の役割を考えたい．ここからは母子保健施策，子どもの最善の利益，子どもの権利，子どもへの説明，小児看護の役割について説明を加えつつ，今後の学びにつなげてほしい．

4.1　乳児期・幼児期の子どもと家族

　乳児は生理的適応過程にあり，身体機能が著しく成長・発達しながら栄養・睡眠・排泄のリズムや言語を獲得し，基本的信頼関係を築く途上だ．そこで，乳児の生活を通して，成長・発達の実際，成長・発達を育む家族の役割，子どもと家族への支援について知識を広げたい．成長・発達の原則，乳児期の心身の成長・発達，家族の役割，乳児と家族への支援について，しっかりと説明できるようにしておく．

　次に，幼児期は心身の成長・発達が著しく，基本的生活行動を確立させていく過程にある．運動機能の発達により行動範囲が広がり，認知や言語の発達によりコミュニケーション能力が向上する．そこで，実際の幼児の生活を通して，この発達過程と子どもを育むための家族の役割，子どもと家族への支援について学びたい．幼児の心身の成長・発達，生活習慣の自立，コミュニケーション，家族の役割，幼児と家族への支援について説明できるようにしておく．

4.2　学童期・思春期の子どもと家族

　学童期は，学校生活を中心として友達との関わりの中で達成感や有能感を獲得していく時期である．また，思春期は身体の劇的な成長や性的な変化を体験し，精神的な動揺の大きい時期であるが，その中で自我同一性（identity）を模索し，獲得していく．そこで，実際の学童期・思春期の子どもの生活を通して，このような子どもの成長・発育発達の特徴と家族関係の変化について学習を進めてほしい．また，それぞれの発達の過程に特徴的な問題行動や逸脱行動について説明し，健康教育について考えたい．第二次性徴，学校生活，子どもと家族関係の変化，学童・思春期の子どもへの支援について，それぞれ丁寧に理解したい．

4.3　病気や入院などが子どもと家族に与える影響

　病気や入院などが子どもと家族に与える影響は大きく，様々な因子によって変化するものだ．そこで，実際の病棟および外来の様子を通して，病院というものの環境の在り方を考える．また，子どもの発達段階別，入院形態別などによる援助，および面会や付き添いについて学ぶことが重要だ．病気・入院・病棟環境の影響と看護，面会，付き添いの問題が特質としてそれぞれあげられよう．

4.4　急性期症状のある子どもと家族

　急性期疾患を抱える子どもの場合，症状の悪化を防ぎ，安定した状態になることを目指

小児保健・医療と看護　　*55*

す．そこで，子どもに多く見られる急性期症状を示す，発熱・嘔吐・下痢・脱水・呼吸困難・失神・けいれん・てんかんなどについて，病態，観察ポイント，症状緩和に対する援助，家族への支援などを継続的に学習したい．急性期症状を示す感染症の予防と伝播を防ぐ予防接種，乳幼児突然死症候群，児童虐待等が取り上げられるとともに，子どもが健やかに育つために必要な子どもと家族への支援を学ぶ．特に，発熱，脱水，呼吸困難，失神・けいれん，てんかん，症状緩和と家族への支援，予防接種，乳幼児突然死症候群，児童虐待，子どもと家族への支援などの問題と背景がある．

4.5　先天性疾患のある子どもと家族

　子どもの先天性の疾患は，成因の違いによって，単一遺伝子病，染色体異常症，多因子遺伝病，そして，外因による先天異常に分類される．それぞれの代表的な疾患を挙げられるようにし，病態，治療，予後，子どもと家族への援助について学ぶ．

　先天性疾患，マス・スクリーニング，心疾患，治療と予後に注目しつつ，子どもと家族への援助を行っていく．ここで，発達に障害のある子どもの親はどのように障害の状態を認識し受容するのだろうか．これまでの研究ではいくつかの異なる見解が論じられてきた．障害受容の過程は混乱から回復までの段階的な過程として説明されることが多い．よく用いられる図は，我が国で頻繁に引用される Drotar, et al.（1975）の段階説である．この図では，先天性奇形を持つ子どもの誕生に対してその親の反応を，ショック，否認，悲しみと怒り，適応，再起の 5 段階に分類しているのが特徴だ．障害児を持つ親や保護者の心理を勉強する際に，ぜひとも参考としてほしい．

4.6　感染症と隔離（活動制限）が必要な子どもと家族

　小児期特有の感染症の特徴や観察のポイントについて，子ども自身や周囲の人を感染から防ぐための隔離と隔離された子どもへの援助について学んでほしい．また，治療・検査のために一時的に体動が制限される場合の子どもへの影響と，子どもと家族への支援についても学びたい．

　次に，慢性疾患を抱えながら学校や幼稚園・保育園に通い，地域で生活している子どもと家族に対して必要とされる継続的な援助について学習を進めてほしい．さらに，地域医療を担うクリニックの実際を通じて，小児科外来の特徴と看護の役割（日常的な疾患への対応，継続的なケアを必要とする子どもへの援助，健康増進活動）などについて学ぶことが一般的である．

4.7　小児がんを患う子どもと家族・子どもの死と家族

　ここでは，小児がんの代表的な疾患について取り上げ，小児がんの特徴，病態，治療法，治療によって生じる影響，予後，子どもと家族への援助方法をそれぞれ考察したい．また，子どもが体験する痛み，影響する要因，痛みの客観的評価，痛みの緩和への援助について

56   子ども家庭と医療福祉

説明することができるようになりたいものだ.

　また，死にゆく子どもとその子どもを看取る家族にどのような援助が必要かを考える.
死に対する子どもの反応や，他人の死を子どもにどのように伝えるかなど，死をめぐる課
題を説明できるようにしておく. また，災害（自然災害及び人為的災害）時の子どもと家
族への援助について学ぶことも，現代の日本においてはたいへん重要なことだ.

4.8　障害のある子どもと家族

　医療依存度の高い身体障害児とその家族の生活場所に対する意思決定と移行支援，およ
び，子どもが成長発達に応じた通常の生活をするために必要な在宅ケアにおける看護師の
役割を説明する. その際，近年増えてきている発達障害児にも焦点をあてたい. これらに
ついて，在宅ケアの実際や，発達障害の行動改善トレーニング，SST などを学ぶ機会が
あろう.

4.9　子どもの事故とその対応

　不慮の事故というのは，常に乳幼児死亡の原因の上位を占めている[6]. 発達段階によっ
て異なる子どもの事故の特徴，虐待との鑑別，事故の予防策について考察を深めたい. ま
た，気管内異物，誤飲，溺水，熱傷などの事故・災害に対する救急処置について学習する
のが一般的だ. そして，子どもが健やかに成長・発達するための医療・看護の役割を改め
て考える. 今後は，変化に富む現代社会において，生きる力を備え，強く生きぬく子ども
と家族の背景を捉えながら，子どもの最善の利益を守ることをもって，これからの医療技
術職の役割を考えていかなければならない.

⑤　保育・教育と医療・福祉

　幼児教育・保育に求められる人間関係は，子どもにかかわるものだけではない. 保育
者・教育者にもさまざまな人間関係が求められている[7]. 家庭との連携，医療・行政・地
域のさまざまな社会資源（リソース）との連携など多岐にわたる.

　保育所保育指針においては，第1章総則に，「保育所は，入所する子どもを保育すると
ともに，家庭や地域の様々な社会資源との連携を図りながら，入所する子どもの保護者に
対する支援及び地域の子育て家庭に対する支援等を行う役割を担うものである」と書かれ
ている.

　また，幼稚園教育要領においても，「幼稚園教育と小学校教育との円滑な接続のため，
幼児と児童の交流の機会を設けたり，小学校の教師との意見交換や合同の研究の機会を設
けたりするなど，連携を図るようにすること」とある.

　このように，幼児教育や保育，小学校教育に求められる人間関係は，保育者・教育者自
身に求められるものでもあり，家庭・福祉等と円滑な連携のもと，人間関係の調整力が必

要だ.

　人格の完成を目指す福祉や教育においては，能力と自我の両側面が重視される必要がある．教育や福祉で醸成される「生きる力」には自立（能力発達）と自律（自我発達）が必要であり，工業型の見事に完成された教育ではなく，望むべくは泥にまみれた農業型の教育への取り組み的福祉観である．農業型の福祉や教育においては，連携し，協力し合うことの大切さを学ぶとともに，環境教育や食育の大切さ，時間をかけることや待つことの大切さを身につけることができる．守屋は，農業型の教育と工業型の教育を比較検討している[8]が，教育や福祉というものは，これまでの工業型から一昔前の農業型へと移行すべきかもしれない．能力偏重や効果ばかりに執着し，あまり時間をかけずに早く一人前になったり，早く能力を高めたりすることばかりを求める工業型の教育ではなく，共生原理の中で，時間をかけて協力し，夢を持ち，そして達成感をみんなで喜び合うような農業型の福祉観や教育観を今後は目指すべきであろう．医療福祉においては，知識や技術のみを身につけ，形だけを進める工業型の教育では，紛い物のような形だけの人格をつくる福祉教育になってしまいかねない危険性がある．能力は千差万別であり，その中で，お互いを尊重し，尊敬し，協力し，共に未来をつくる社会人を育てるためには，農業型の教育や福祉の視点がぴったりと符合するようでならない．子ども家庭と医療福祉を推進する際に忘れてはならない視点である．

⑥ 子ども家庭福祉のキーワード

6.1　発達障がい

　発達障がいとは，生まれつきの脳機能の発達のアンバランスさ・凸凹と，その人が過ごす環境や周囲の人とのかかわりのミスマッチから，社会生活に困難が発生する障がいのことだ．人間誰しも，得意なことや不得意なことがあるが，その中でも発達障がいのある人は，得意なこと不得意なことの差が非常に大きかったり，他の多くの人と比べて違った物事の感じ方や考え方をしたりすることが多くある．そのため，勉強や仕事の理解や進め方，注意の集中や持続の偏り，対人関係でのすれ違いなど，生活に支障をきたしやすい．発達障がいを理解する上での難しさは，その障害が見た目からは分かりにくいことにある．本人は悪気がなく行動しているつもりでも，「衝動的でわがままだ」「人の話を聞けない変わった人だ」などと誤解を受けたり，「本人の努力不足」や「親のしつけの問題」などと誤った解釈や批判を受けたりすることも少なくない．本人と周囲の人がお互いの違いを理解しながら，凸凹ゆえの困難さが起こりにくくなるような環境を調整し，本人の得意な行動や特性を生かした過ごし方ができるような支援が重要だ．

　日本における発達障がいの定義は，2004（平成16）年に制定された「発達障害者支援法」によって定められており，世界保健機関（WHO）の『ICD-10』（『国際疾病分類』第10版）の基準に準拠している．同法の定義では，「『発達障害』とは，自閉症，アスペル

58　　子ども家庭と医療福祉

ガー症候群その他の広汎性発達障害，学習障害，注意欠陥多動性障害その他これに類する脳機能の障害であってその症状が通常低年齢において発現するものとして政令で定めるものをいう。」とされている．さらに同法の施行について文部科学省から発せられた文書では「てんかんなどの中枢神経系の疾患，脳外傷や脳血管障害の後遺症が，上記の障害を伴うものである場合においても，法の対象とするものである」と記載がある．また，子どもだけではなく，大人になってから検査を受け，発達障害の診断を受けることもあるので注意が必要だ．

6.2　子どもの貧困・子どもの格差

　貧困問題のうち，とくに子ども期の貧困や格差に着目した概念だ．貧困把握の方法，貧困基準設定について，先駆的な研究を行ったイギリスのB・S・ロウントリイ（Rowntree）は，労働者は一生涯のうちに貧困線を上回ったり下回ったりする時期があることを発見した．普通の労働者の人生では，自身の子ども期，子育て期，老齢期の3回の時期に貧困に陥りやすい．子どもは，家計に対し追加のコストを生み，出産・育児により親の就労時間は減少するため収入が下がる．このライフ・サイクルと貧困の関係を明らかにしたロウントリイの20世紀初頭の研究は，年金や児童手当といった社会保障制度の必要性を示唆し，第二次世界大戦後の福祉国家建設における礎となった．戦後の福祉国家において，子ども期が貧困に対し脆弱であることは知られており，それに対する手立ても考えられてきた．日本において，2000年代に入り貧困が社会問題化して，子どもの貧困も徐々にクローズアップされてきた背景には，社会保障制度の不備があると理解できる．

　『平成25年　国民生活基礎調査の概況』（厚生労働省）によると，日本における，子ども（17歳以下の者）の相対的貧困率（所得が国民の「中央値」の半分に満たない人の割合）は上昇傾向にあり，2012年（平成24）には16.3％であった．子どもがいる現役世帯の相対的貧困率は15.1％であり，そのうち，大人が1人の世帯の相対的貧困率が54.6％で，大人が2人以上いる世帯（12.4％）に比べて非常に高い水準だ．

　ただし，子どもの貧困率，子どもの貧困の動向は，国や社会によって大きな違いがある．経済協力開発機構（OECD）による相対的貧困率の国際比較（2010）によると，日本の子どもの相対的貧困率はOECD加盟国34か国中10番目に高く，OECD平均を上回っている．子どもがいる現役世帯のうち大人が1人の世帯の相対的貧困率はOECD加盟国中もっとも高い（『平成26年版　子ども・若者白書』内閣府）．日本について注目されたのは，2006年において，所得再分配（税金や社会保険料などの制度を通した高所得者から低所得者への富の移動）後の子どもの貧困率が，再分配前より高いという「逆転現象」がおこったことからだ．再分配前の貧困率から再分配後の貧困率の差は，政府の所得移転による貧困削減効果を示す．2006年は，政府による所得移転，すなわち社会保障給付を行ったのにもかかわらず貧困率が増加するという，社会保障制度の趣旨ではあってはならない状況が生じた（2009年には逆転現象が解消）．日本の再分配政策（社会保障や税制度）はうまく機能

していない.

　子どもの貧困は，子どものライフ・チャンスに影響を与え，その後の人生に長期にわたって不利な影響を及ぼす．日本でも，子どもの貧困対策への理解が広がり，2014年1月に「子どもの貧困対策の推進に関する法律」（子どもの貧困対策推進法，平成25年法律第64号）が施行された．同法は，「子どもの将来がその生まれ育った環境によって左右されることのないよう，貧困の状況にある子どもが健やかに育成される環境を整備するとともに，教育の機会均等を図るため，子どもの貧困対策に関し，基本理念を定め，国等の責務を明らかにし，及び子どもの貧困対策の基本となる事項を定めることにより，子どもの貧困対策を総合的に推進すること」を目的とする（同法1条）．これに基づき，内閣府が中心となって対策が進められている．このような長期的不利への視点に加え，貧困について子どもを中心とした視点を求める声，子ども期自体に対して貧困がどういう意味をもつかに着目し，子どもを自らの生活の行為主体として扱うことを求める声が増え続けている．子どもも，独自の人生を生きている人であり，生活の主体である．子どもの貧困に着目することで，「子どもの権利条約」に記されたような子どもの権利を実現し，貧困率に表される現状を改善する着実な施策の推進が望まれる．

6.3　認定こども園と待機児童問題

　認定こども園とは「就学前の子どもに関する教育，保育等の総合的な提供の推進に関する法律」（平成18年法律77号）に基づき，2006（平成18）年10月1日から設置された保育施設だ．保護者の就労の有無等にかかわらず入園が可能である．

　それまで小学校就学前の保育機関は，文部科学省所管の幼稚園と厚生労働省所管の保育所に分かれていた．幼稚園は教育機関なので基本的には給食がなく，教育時間も4時間程度に限られる．それに対し保育所は，給食施設をもち長時間保育を原則としている．しかし近年，母親の就労形態が変化し，通常の教育時間の前後や長期休業期間中に行う預かり保育など，保育所的な性格をもつ幼稚園が増加した．その一方，保育所でも幼稚園並みの充実した保育を求める保護者も多い．そうした状況に対応して，幼稚園と保育所の境界をなくし，両者を統合した施設を求める動きが強まったことを背景に設置されたのが，この認定こども園だ．

　認定こども園には，（1）幼稚園と保育所とを融合させた「幼保連携型」，（2）幼稚園で長時間保育を行う「幼稚園型」，（3）保育内容を充実させた「保育所型」，（4）認可外保育所を充実させた「地方裁量型」の4タイプがある．2008（平成20）年度以降多くの申請が見込まれており，今後，認定こども園が，就学前保育の主要な施設になることが期待されている．

　次いで待機児童とは，保育所への入所申請がなされており入所条件を満たしているにもかかわらず，保育所に入所できない状態にある児童のことだ．出産後も働き続ける（働き続けなくてはならない）女性の増加，保育所の不足などが主な原因であり，都市部及び3

60   子ども家庭と医療福祉

歳未満児において問題が深刻化している．国は1994（平成6）年の「エンゼルプラン」や2008（平成20）年の「新待機児童ゼロ作戦」など連続して待機児童解消の施策を行い，入所定員数の増加をみたが，利用者の増加に追いつかないのが現状となっている．

6.4　母子健康手帳と乳幼児健診

　母子健康手帳は，「母子保健法」という法律に基づき，交付されるものだ．市区町村役場に妊娠届を出して入手できる．妊娠初期から子どもが小学校に入学するまでの間の母子の一貫した健康記録であり，妊婦健診や健康相談，乳幼児健診，予防接種，ほか赤ちゃんが病気で受診するときなどは必ず持参すべきものだ．手帳の前半，52ページまでは全国共通であるが，表紙やデザインは市区町村によって違い，バラエティに富んでいる．双子ならそれぞれに子に1冊ずつ交付される．また，日本在住の外国人の妊婦のために，英語やハングル語などが併記された母子健康手帳もある．ちなみに母子健康手帳の歴史は1942（昭和17）年に創設された「妊産婦手帳」までさかのぼることができる．一貫した母子の記録というアイディアはとてもよいということで，現在はアジアの他の国で取り入れているところもみられる．

　乳幼児健診とは，「乳幼児健康診査」が正式名称だが，一般的には「乳幼児健診」や「乳児健診」と呼ばれている．生後間もない赤ちゃんの健康保持及び増進を図ることを目的とし，発育・栄養状態の確認，先天的な病気の有無・早期発見，予防接種の時期や種類の確認など，必要な項目を定期的にチェックするものだ．また，母親が普段気になっていることを小児科医や保健師に相談することもできる．近隣との関係が薄れ，育児をサポートしてくれる人が周りに少なくなっている現在，定期的な乳幼児健診は，母親の不安を緩和する，精神的な支えにもなる貴重な機会にもなっている．

　乳幼児健診（乳児健診）は，住んでいる自治体によって回数が異なるが，定期で必ず決まっている健診は4ヶ月，1歳6ヶ月，3歳の3回だ．その他，自治体によって異なる任意の健診が2歳までに5回あり，主に1歳までの期間に集中している．自治体にもよるが，任意の健診は無料券が配布されることが多い．定期は主に「母子保健法」で定められた期間で，「満1歳6ヶ月を超え満2歳に達しない幼児」と，「満3歳を超え満4歳に達しない幼児」となっているが，第十三条の推奨から3〜4ヶ月を含む3回で行っている自治体がほとんどだ．乳幼児健診（乳児健診）は，赤ちゃんの身長，体重，胸囲，頭囲を測定し，成長曲線と照らし合わせながら，成長度合いを確認する．身体的な健診に限らず，粗大運動・微細運動・精神面を含めた発達，疾患の有無に関しても確認するのが一般的だ．

（1）1ヶ月健診（任意）

　母乳・ミルクのあげ方や量，検尿，へその乾き具合，黄疸が消えているか，先天性股関節脱臼があるかどうか，心臓の雑音がないか，モロー反射の様子などを診る．

　母乳の場合，ビタミンK不足による赤ちゃんの頭蓋内出血予防のため，ビタミンKシロップを投与してもらうことが多い．育児についての不安があれば，気軽に相談したい．

子ども家庭福祉のキーワード　*61*

（2）3〜4ヶ月健診（定期）

　首のすわり具合，音への反応，肌の状態，先天性の病気がないかなどのチェックをする．「あやすと笑うか」「音に反応するか」「目でものを追うか」などが，発達具合を測る指標となる．この時期は，脂漏性湿疹なども出やすくなるので，気になる人は相談してほしい．時期や産科によっては，離乳食開始の説明があるかもしれない．

（3）6〜7ヶ月健診（任意）

　寝返りやお座りができるか，離乳食の回数などの確認を行う．また，おもちゃへの関心，人見知りがあるかなど，精神的な発達も確認する．生後6ヶ月頃になると，母親からもらった免疫が弱くなるので，感染症についての指導が行われることもある．

（4）9〜10ヶ月健診（任意）

　つかまり立ち，ハイハイなどの運動機能の発達具合，歯の生え具合，喃語（ダダ，ババなどの言葉），離乳食の様子などを診る．また，体が倒れそうになった時に手を伸ばして体を支えようとする「パラシュート反射」の確認や，予防接種の進み具合なども確認される．この時期に，視覚や聴覚などの先天的な病気が見つかる可能性もあるので注意が必要だ．

（5）12ヶ月健診（任意）

　ひとり立ち，伝い歩きなど運動機能の発達と，簡単な「ママ，パパ」などの言葉が言えるか，おもちゃで遊ぶかなど周囲に対する関心を確認する．大泉門の開き具合，陰嚢水腫がある子は消失しているかもチェックする．なお，育児で母親の睡眠不足が続き，ストレスや不安が溜まりやすい時期であり，悩みごとがあれば相談したい．ちなみに，「1歳健診」と呼ばれることもある．

（6）1歳半健診（定期）・2歳健診（任意）

　心音や腸の動き，皮膚の状態に異常がないか，視力・聴力などをチェックする．ひとり歩きができるか，小さいものを掴めるか，物の名前がわかるか，指さしができるか，名前を呼ばれると振り向くかなど，言葉や，音への反応を確認する．また，歯の本数や生え方，虫歯がないかをチェックし，歯の磨き方の指導もある．

（7）3歳健診（定期）

　視力や聴力のテスト，医師による問診，生活習慣の確認，言語・精神・運動発達の確認，社会性の発達確認，歯の検査や尿検査などが行われる．例えば，名前と年齢が言えるか，積み木が指定の数まで積めるか，小さい物を指先でつまめるかなどを確認する．まだイヤイヤ期などが続いていて，母親に悩みごとがあれば相談したい．

　以上のように，乳幼児健診には，有料（自費）と無料（助成）の場合がある．母子手帳と一緒にもらった「乳幼児健康診査受診票」を確認し，上手に利用したい．なお，自治体によってもらえる枚数が異なっている．基本的には，定期健診は無料であり，任意健診は自治体によって一部，または全額有料というケースがある．任意健診の費用は行政や産院，健診内容によって異なるが，助成をされる場合が多い．自治体によって表記や費用が異な

る場合があるので，詳しくは自治体に確認することをお勧めしたい．

　最後に，乳幼児健診は，専門家に相談できる貴重な機会である．事前に赤ちゃんの成長過程を把握し，気になっていることや，育児への不安やストレスなどがあれば，先に母子手帳に記録しておくとよい．

文　献

1）厚生労働省編．厚生労働白書（平成28年版）概要版．p.3，2016．

2）厚生労働省編．厚生労働白書（平成28年版）．p.250，2016．

3）日野原重明ほか監修，星野政明ほか編集．医療福祉学の道標．金芳堂，p.68，2011．

4）星野政明編．新版　子どもの福祉と子育て家庭支援．（株）みらい，p.173，2007．

5）厚生労働省・健やか親子21推進協議会．健やか親子21（第2次）パンフレット．

6）三村寛一・安部惠子編著．改訂版　保育と健康．嵯峨野書院，pp.52-53，2013．

7）矢野正・柏まり編著．保育と人間関係．嵯峨野書院，p.4，2012．

8）守屋國光．障害児教育における CURE と CARE の問題（X）．大阪教育大学障害児教育研究紀要，31，pp.1-8，2008

9）林邦雄・谷田貝公昭監修，山﨑順子・和田上貴昭編著．新版　社会福祉．一藝社，2017．

10）高内正子監修・高井由起子編著．現代地域福祉論―地域と生活支援―〔第2版〕．保育出版社，2016．

（矢野正）

7章 障害者自立支援と医療福祉

1 障害とは何か

1.1 障害の概念

世界保健機構（WHO）が1980（昭和50）年に発表した国際障害分類（ICIDH）は，障害の概念を初めて体系的に整理したものである．ICIDHでは障害を構造的に把握し，病気／変調によって発生する心身の障害が機能障害，これに起因する活動の制限が能力障害／能力の低下，そのために社会的不利に至るというモデルである．

その後このモデルへの批判がなされ，WHOは2001（平成13）年に国際生活機能分類（ICF）を採択した．新たに機能障害は心

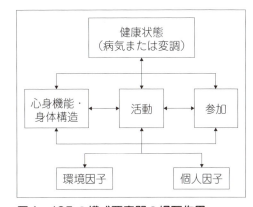

図1　ICFの構成要素間の相互作用

身機能・身体構造，能力障害は活動，社会的不利は参加に改められた．このモデルでは「活動」や「参加」を使用することで障害のある人の活動の促進，参加の促進といったプラスの位置づけが可能となった．ICFの特徴は図1にあるように，①各要素が双方向を示す矢印で結ばれたこと，②背景因子として「環境因子」と「個人因子」が新たに加えられたことが挙げられる．

1.2 障害者の実態

（1）全体状況

わが国の障害者総数は860.2万人と推計され，全人口の約6.8％に当たる．世界的には全人口の約15％程度とされ，わが国の統計は支援の手が届いていない障害者の存在を暗示するものといえよう．障害別には身体障害児・者が393.7万人（50.0％），精神障害者が361.1万人（40.6％），知的障害児・者が74.1万人（9.4％）となっている[1]．

（2）障害の種類と実態

①身体障害：身体障害者福祉法は身体障害者を身体上の障害がある者で都道府県知事から身体障害者手帳の交付を受けた者と定義している．身体障害の原因をみると，疾患によ

るものが20.7％，事故によるものが9.8％，加齢によるものが4.8％となっている．原因疾患で最も多いのは心臓疾患で全疾患の10.0％，脳血管障害が7.8％となっている．事故による障害は前回調査の約62％に減少している[2]．

②知的障害：知的障害者の定義はないが，知的障害者福祉法には知的障害者更生相談所の判定に基づく療育手帳の交付が定められている．知的障害の診断や判定を受けた時期は，「出生直後から小学校に入る前」が49.9％となっている．知的障害の診断や判定を受けた機関は児童相談所が38.5％，病院が29.0％となっている[2]．

③精神障害：精神保健福祉法は精神障害者を統合失調症，精神作用物質による急性中毒またはその依存症，知的障害，精神病室その他の精神疾患を有する者と定義している．同法は精神障害者保健福祉手帳の交付を定めている．精神障害者の内訳は外来患者が89.9％，入院患者が10.1％である．外来患者の疾病は「気分（感情）障害（躁うつ病を含む）」が最も多く，「神経症性障害，ストレス関連障害及び身体表現性障害」「統合失調症等の障害」，「精神作用物質使用による精神及び行動の障害」が続く．入院患者は「統合失調症等の障害」が最も多く，「アルツハイマー病」，「血管性及び詳細不明の認知症」が続く[3]．

④発達障害など：発達障害者支援法は発達障害を自閉症，アスペルガー症候群その他の広汎性発達障害，学習障害，注意欠陥多動性障害その他これに類する脳機能の障害であってその症状が通常低年齢において発現するものと定義している．診断がある発達障害者は約31.8万人で，その程度によって精神障害者保健福祉手帳の交付を受けることができる．高次脳機能障害の診断がある者は約42.2万人となっている．

⑤その他：障害の重度化は深刻で，身体障害における重複障害者は31.0万人と推計されている．障害者総合支援法では，障害者の定義に「難病等」が追加され，障害福祉サービスの対象となった．さらに2014年に難病法が制定され，医療助成の対象疾患が56疾患から306疾患へと拡大された．

② 障害者福祉の歴史

2.1 障害者福祉のはじまり

わが国で本格的な障害者福祉が展開されたのは第2次世界大戦後である．日本国憲法第25条に生存権保障が規定され，1949（昭和24）年には身体障害者福祉法が制定された．同法の目的は，「職業能力が残存し職業的更生の可能性のある身体障害者を援助する」ことにあるとし，「更生」の目標は身体障害者を一定の職業につけ，社会経済活動に参加させることとした．同法では重度者など「職業能力」や「職業更生」の可能性に欠ける者は対象外とされた．

知的障害者に対する福祉施策は，1947（昭和22）年の児童福祉法に始まる．1957（昭和32）年に精神薄弱児通園施設は制度化されたが，18歳以上の知的障害者は福祉サービスから除外された．1960（昭和35）年には精神薄弱者福祉法が制定され，同法の目的に「保

表1　障害者福祉の歩み

障害者福祉の歴史	年	世界の動向
児童福祉法	1947	国連：世界人権宣言
国立光明寮設置法，ヘレン・ケラー来日	1948	
身体障害者福祉法	1949	
精神衛生法，生活保護法	1950	朝鮮戦争勃発
社会福祉事業法	1951	
精神薄弱者福祉法：現知的障害者福祉法	1960	第1回パラリンピック開催：ローマ
身体障害者福祉法改正，精神障害者福祉法改正	1967	
心身障害者対策基本法	1970	
国立コロニーの開所	1971	国連：知的障害者の権利宣言
	1981	国際障害者年
障害者対策に関する長期計画	1982	
	1983	国連・障害者の十年（～1992）
精神保健法	1987	
社会福祉関係八法改正	1990	アメリカで ADA 法
障害者基本法	1993	アジア太平洋障害者の十年（～2002）
ハートビル法	1994	
精神保健及び精神障害者福祉に関する法律	1995	英国で障害者差別禁止法
交通バリアフリー法	2000	
障害者基本計画，重点施策実施5か年計画	2001	WHO：国際生活機能分類採択
	2006	国連：障害者の権利条約採択
障害者基本法改正，障害者虐待防止法	2011	
障害者総合支援法	2012	
障害者差別解消法	2013	
障害者の権利条約をわが国が批准，難病法	2014	

護」の視点が新たに加えられた．同法は1967（昭和42）年に改正され，精神薄弱者援護施設が授産施設と更生施設に分けられるとともに，「精神薄弱者」は「知的障害者」という表現に置き換えられた．

　1950（昭和25）年に精神衛生法が制定され，約50年にわたる私宅監置が禁止された．同法では，措置入院制度と同意入院制度が新たに規定され，自傷他害のおそれのある精神障害者の「強制措置入院」が規定された．このように精神障害者は福祉サービスの対象ではなく，社会防衛や治安対策の一環，さらに医療保護の対象として位置付けられていた．

2.2　高度経済成長と障害者福祉

　1960年代の高度経済成長は都市部への人口集中や核家族化の進行をもたらし，家族が有していた介護機能を変質させた．障害者，とりわけ重度者に対する介護は社会が責任を負うべきだとの声が高まり，障害児・者を対象とする施設機能の拡充，強化が図られた．

　糸賀一雄は1954（昭和29）年，近江学園で重度重複障害児の集団療育を始めた．1961

（昭和36）年にはわが国初の重症心身障害児施設（島田療育園）が開設されたが，18歳以降の入所先は未整備のままであった．この時期ヨーロッパの大規模施設が障害児・者の理想的な環境として注目され，欧米の脱施設化とは対照的にわが国では大規模コロニーが各地に建設された．

ノーマライゼーション思想（☞巻末用語集）は，わが国の障害者政策を大きく変化させた．1984（昭和59）年に身体障害者福祉法が改正され，「自立と社会経済活動への参加」の促進が掲げられた．1989（平成元）年には知的障害者グループホーム事業が開始され，施設以外の生活の場に道が開けた．

1984（昭和59）年，宇都宮病院における非人道的な処遇に対し国連の調査団が来日し，日本政府に精神衛生法の改正を勧告した．1987（昭和62）年に同法は改正され精神保健法が制定された．1990（平成2）年には社会福祉関係8法が改正された．身体障害者の更生援護施設への入所決定権が町村に委譲され，在宅福祉サービスが法定化された．知的障害者の在宅福祉サービスが法定化され，都道府県から指定都市へ業務権限が委譲された．1993（平成3）年には障害者基本法が成立し，精神障害者が障害の範囲に加えられた．

2.3　社会福祉基礎構造改革から現在

中央社会福祉審議会は1998（平成10）年，「社会福祉基礎構造改革について（中間まとめ）」を公表した．改革の方向としては，①措置制度から契約制度への移行，②地域での総合的な支援，③多様な主体の参入を促進，④サービスの質と効率性の向上，⑤事業運営の透明性を確保，⑥費用の公平，公正な負担，⑦住民参加による福祉文化の創造が挙げられる．これを受け2000（平成12）年に社会福祉事業法等の一部を改正する等の法律が公布された．

2003（平成15）年に福祉サービスが契約制度に移行した．措置型では事業者と直接契約しないため利用者が事業者を選択できなかった．契約型では両者が直接契約を行うため利用者に選択する権利が保障された．その反面，①事業者と直接契約することによる権利擁護への危惧，②地域によってサービス事業者が限られるため選択権が保証できないことが課題となった．

2004（平成16）年には発達障害者支援法が制定され，翌年3障害に分けられていた福祉施策の一本化，市町村を提供主体とするサービスの一元化，在宅／施設に分けられていたサービス体系の再構築，定率の利用者負担を盛り込んだ障害者自立支援法が制定された．その後同法は憲法違反であるとして全国の裁判所に提訴され，障害者総合支援法が制定された．

3 障害者を支える法制度

3.1 障害者基本法

 1993（平成5）年に成立した同法は，すべての国民が障害の有無にかかわらず，基本的人権を享有するかけがえのない個人として尊重されるとし，障害の有無によって分け隔てられることなく，相互に人格と個性を尊重し合いながら共生する社会を実現することを目的としている．同法では障害者を「身体障害，知的障害，精神障害（発達障害を含む.）その他の心身の機能の障害があるものであって，障害及び社会的障壁により継続的に日常生活又は社会生活に相当な制限を受ける状態にあるもの」と定義し，さらに社会的障壁の意味を，「障害のある者にとって日常生活又は社会生活を営む上で障壁となるような社会における事物，制度，慣行，観念その他一切のもの」としている．医療や介護の分野では，障害のある人が自らの意思に反して施設や病院での生活を強いられることがないようにするため，身近なところで医療や介護が受けられるようにすることを定めている．

3.2 障害者自立支援法から障害者総合支援法へ

 障害者福祉サービスは措置制度から契約制度へ移行したが，新制度には，①障害種別でサービス体系が異なる．②自治体間に格差がある．③利用量の急増による財源不足が指摘された．これらの解決を目的に障害者自立支援法が制定された．同法は原則1割の応益負担を求めたことから同法は廃止され，障害者総合支援法が制定された．同法では制度の谷間を埋めるため，①障害者の範囲に難病等を加え，②障害程度区分を障害支援区分に改めた．さらに③重度訪問介護の対象拡大，グループホームへの一元化，地域移行支援の対象拡大，地域生活支援事業を追加し，サービス基盤の計画的整備が盛り込まれたが，給付や利用者負担については旧法の枠組を踏襲した．

3.3 障害者の権利条約に向けた法整備

 障害者の権利条約を正式に批准するため，①障害者基本法が改正，②障害者総合支援法，③障害者虐待防止法，④障害者差別解消法が制定された．2013（平成25）年に成立した障害者差別解消法の根底には社会モデルの思想があり，障害者問題を機能障害に求める（医学モデル）のではなく，機能障害を考えずに社会の仕組みを作ったことに原因を求めている．同法では，①障害を理由とする不当な差別的取り扱いの禁止，②社会的障壁を取り除くため合理的な配慮の不提供の禁止，③差別を解消するための研修・啓発が規定されている．

68 障害者自立支援と医療福祉

④ 障害者を支えるサービス

4.1 自立生活を支える

1）障害者の自立観

　これまで自立とは，食事や着替えといった日常生活動作を自分でできること，自分で得た収入で生活できることと考えられてきた．米国の自立生活運動ではこうした考え方に異論が唱えられた．収入を得ることが困難な重度障害者にこの自立観はあてはまらないという主張である．自立生活運動では障害者が自らの生活を決定し，主体的に生きることこそが自立（自律）であるとされた．

2）権利擁護とアドボカシー

　障害者への権利侵害には，①根拠を持たない偏見や固定的な障害者像から解放される権利の侵害，②健康で文化的な生活を享受するために必要な配慮やサービスを受給する権利の侵害，③通常の市民的な生活を選択する権利の侵害がある．これらは障害者本人には必ずしも自覚がなく，①何が権利なのか，②どこまでが権利侵害なのかが理解できていない場合すらある．障害者の権利擁護の活動にはアドボカシー（☞巻末用語集）がある．アドボカシーとは個人や集団やコミュニティがエンパワメント（☞巻末用語集）することを実践する技術や方法の一つである．アドボカシーを障害者本人の立場で考えると，自分にとって何が権利で，何が権利侵害に当たるのかを理解することにあたる．それは障害者が自分で自分を守る手段や方法を身につける活動（セルフアドボカシー）ともいえるものである[4]．

3）ユニバーサルデザインと街づくり

　障害者基本計画（2002［平成14］年）は，障害のある人が社会生活をしていく上での障壁となるものを除去することとし，段差等の物理的障壁の除去に加え，障害者の社会参加を困難にしている社会的，制度的，心理的なすべての障壁の除去についても示されている．バリアフリーの思想は障壁がすでに社会に存在することを前提とするのに対し，ロナルド・メイスは年齢や能力にかかわりなく，全ての生活者に適合する概念としてユニバーサルデザインを提唱した．彼はこのデザインの7原則として，①公平な利用，②利用における柔軟性，③単純で直感的な利用，④わかりやすい情報，⑤間違いに対する寛大さ，⑥身体的負担は少なく，⑦接近や利用に際しての大きさと広さを挙げた[5]．

　ハード面の整備としてはハートビル法（☞巻末用語集）と交通バリアフリー法が制定され，バリアフリー新法によって一本化された．1998（平成9）年の障害者等電気通信設備アクセシビリティ指針では，障害者や高齢者の情報格差の是正が掲げられた．ソフト面の整備としては所得保障があり，所得保障には年金，社会手当，生活保護がある．さらに障害者の日常的な経済的負担を軽減するため，所得税等の優遇税制が定められた．

4.2 障害者に対する福祉サービス

1）行政サービスの一元化

1990年代に入り障害者に対する行政サービスは市町村に一元化された．障害者基本法では障害者の自立および社会参加の支援，雇用の促進，障害者の日の制定，障害者計画の策定などが定められ，市町村はさまざまな施策を促進することになった．2003（平成15）年には契約制度（支援費制度）が始まり，市町村の役割が一層高まったが財源確保やサービス整備において市町村格差が生じた．

2）相談支援事業

（1）相談支援事業の開始

支援費制度は福祉サービスを利用する際に障害者自身が事業者を選び，契約を結び，契約にもとづくサービスを受け，能力に応じた利用料金の一部を負担するもので，行政は事業所に対し利用者負担を除く費用を支援費として支払う仕組みであった．契約にもとづく制度は障害者自立支援法に継承され，支援費の時代に見られた地域格差が起こらないようにするため，ケアマネジメントが制度化された．相談支援事業では，これまで障害種別ごとに実施していた相談支援を市町村に一元化した．2012（平成24）年以降，相談支援事業者は，都道府県知事指定による一般相談支援事業者と市町村長指定による特定相談支援事業者，障害児相談支援事業者に整理された．

（2）市町村が行う事業

市町村が行う事業は，相談支援事業，コミュニケーション支援事業，日常生活用具給付等事業，地域活動支援センター機能強化事業といった必須事業と，市町村が障害者の日常生活に必要と判断した上で行うその他の事業に分けられる．2012（平成24）年には，成年後見制度利用支援事業が新たに市町村の必須事業に位置づけられた．市町村が行う障害者相談支援事業には，障害者からの相談に応じ，情報の提供や助言，その他の障害福祉サービスの利用支援等の必要な支援を行う．さらに虐待の防止やその早期発見のための関係機関との連絡調整，障害者の権利擁護のための必要な援助が含まれる．

（3）相談支援事業の具体例

相談支援事業には福祉サービスを利用するための情報提供や相談，社会資源を活用するための支援，社会生活力を高めるための支援，ピアカウンセリング（☞巻末用語集），専門機関の紹介などがある．都道府県の地域生活支援事業には，発達障害者支援センター運営事業，障害者就業・生活支援センター，高次脳機能障害支援普及事業や相談支援従事者研修事業等がある．障害者総合支援法において相談支援は，基本相談支援，地域相談支援，計画相談支援に分かれる．一般相談支援事業には基本相談支援及び地域相談支援を行う事業があり，特定相談支援事業には基本相談支援と計画相談支援を行う事業がある．

3）相談支援専門員

相談支援専門員の資格要件は実務経験と相談支援従事者初任者研修の受講となっている．①障害者の保健，医療，福祉の分野における相談支援の業務および介護の直接支援業務，

②障害者の就労，教育の分野における相談支援の業務に携わっていた者で，相談支援従事者現任研修を5年に1回以上受講しなければならない．障害者自立支援法は障害者ケアマネジメントをサービス利用計画作成が必要な障害者に対するケアマネジメントと位置づけた．障害者総合支援法におけるケアマネジメントの対象者は，①障害福祉サービスを申請した障害者又は障害児，②地域相談支援を申請した障害者となっている．

4）障害者ケアマネジメント

　障害者ケアマネジメントでは，障害者のニーズに応じて地域のサービスを調整するのみでなく，サービスが存在しない場合は新たなサービスを創出する視点が重要である．つまり障害者のニーズにサービスを合わせるのであって，サービスにニーズを合わせるのではない．また実施機関がサービスを調整する際は，自らの利益のために偏った情報提供をしてはならず，公平・中立的な立場が求められている．

　「障害者ケアガイドライン」では障害者ケアマネジメントの5原則として，①利用者の人権への配慮，②総合的なニーズ把握とニーズに合致した社会資源の検討，③ケアの目標設定と計画的実施，④福祉・保健・医療・教育・就労等の総合的なサービスの実現，⑤プライバシーの尊重を挙げている．ケアマネジメントのプロセスは図2に示した．

5）就労支援

　障害者への就労支援は一般就労と福祉的就労に分けられる．一般就労は企業や官公庁等と障害者が雇用契約を結ぶ雇用形態である．わが国ではこれまで障害者の一般企業での雇用確保のため障害者雇用促進法を中心に制度を整備し，要件を満たす企業には障害者雇用を義務付ける障害者雇用率制度をとってきた．

　福祉的就労とは，授産施設や作業所等において一般就労に向けて技能を身につけることを目的とする就労形態であるが，実際に企業等に就職できるケースは限られている．障害

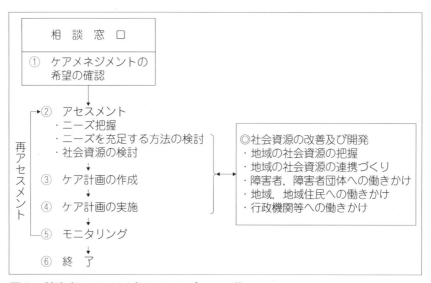

図2　障害者ケアマネジメントのプロセス[6]

者自立支援法では，福祉施設から一般就労への移行を進めるため「就労移行支援事業」が創設され，一般就労を希望する障害者に対し，各種職業訓練や一般企業での職場実習を通した就労支援が行われている．障害者の就労支援においては，就職後の定着支援が欠かせない．2002（平成14）年には職場適応援助者（ジョブコーチ）事業が創設され，障害者の職場適応を促すための支援がスタートした．

文　献

1）　内閣府．平成28年度版障害者白書．内閣府．2016.
2）　厚生労働省．平成23年生活のしづらさなどに関する調査．厚生労働省．2013.
3）　厚生労働省社会・援護局保健福祉部．患者調査（平成26年）厚生労働省．2015.
4）　障害者の人権白書づくり実行委員会．障害者の人権白書．障害者の人権白書づくり実行委員会事務局．1998.
5）　経済産業省製造産業局．第2次ユニバーサルデザイン懇談会取りまとめ．経済産業省．2004.
6）　厚生省．障害者ケアガイドライン．厚生省．2002.

（柏倉秀克）

8章 精神疾患者への医療福祉

　精神疾患者の医療福祉を考える上で重要なことは，まず福祉とは何か，ということである．福祉 welfare とは，「しあわせ」や「ゆたかさ」を意味する言葉であり，すべての市民に最低限の幸福と社会的援助を提供するという理念を指す．辞書には，「公的配慮によって社会の成員が等しく受けることのできる安定した生活環境（大辞泉）」と説明されている．つまり公的扶助に相当し，所得再配分により，「しあわせ」や「ゆたかさ」を低所得，無所得者においても享受することが，現代的な意味における「福祉」といえるだろう．

　つまり，医療福祉とは，「医師又は歯科医師等が患者に対して医業又は医業類似行為を行うことにより，公的扶助を受け，幸せや豊かさを享受すること」という定義になる．

① 精神疾患者とは

　「精神疾患者」とは，精神異常，精神障害，精神病の違いについての理解が必要となる．これらの言葉の定義は，医師や専門家によっても異なるが，一般的には以下のように分類される．

精神異常

　平均からある程度「外れた」精神レベルの状態を指す．平均±2あるいは3SD（標準偏差）を外れた場合を指すことが通常である．治療が必要か必要でないかを問わない．

精神障害

　個人・社会的に「障害」と考えられ，社会的，福祉的，教育的な対処が必要な状態を指す．

精神疾患

　精神障害の中で，医学的治療・管理が望ましいものを指す．

精神病または精神病状態

　精神疾患の中で，医学的治療が必要なものを指す．

　このように定義すると，「精神疾患者」とは，平均からある程度「外れた」精神レベルの状態を有するもので，医学的治療・管理が望ましいもの，ということになる．ところが，精神保健福祉法では，「精神障害者」は「精神疾患を有する者」と定義されているため，精神疾患者＝精神障害者という定義となり，注意が必要となる．ここでは精神疾患を有する者でその症状が重く，日常生活に支障をきたしている者という考えで進めてゆくことにする．

　「精神疾患」の代表的な分類法として，ICD–10という世界保健機構 WHO の分類法があり，F0からF9まで分類されている（**表1**）．

精神保健医療の歴史　73

表1　精神疾患の分類（ICD-10）

```
F0：症状性を含む器質的精神障害
F1：精神作用物質使用による精神および行動の障害
F2：統合失調症・統合失調型障害および妄想性障害
F3：気分（感情）障害
F4：神経症性障害・ストレス関連障害および身体表現性障害
F5：生理的障害および身体的要因に関連した行動症候群
F6：成人の人格および行動の障害
F7：精神遅滞
F8：心理的発達の障害
F9：小児期および青年期に通常発症する行動および情緒の障害
```

　この国際的分類を見てもわかるように，現在の日本における神経内科的疾患，心療内科的疾患も含まれている．日本において主に精神科が扱う疾患は，統合失調症，躁鬱病のほかには，神経症，パニック障害，強迫神経症，外傷後ストレス障害，アルコール依存症，薬物依存症，てんかん，アルツハイマー型認知症，摂食障害，広汎性発達障害などである．

② 精神保健医療の歴史

　現代日本の精神疾患者福祉制度の理解には，精神保健に関する施策の変遷抜きでは考えられない．施策とは，国や地方公共団体が，その時に優先的に取り組むべき社会問題に対して，立法し，対策を行うことをいう．一旦成立後でも，「不具合」がある場合には，改正される．この「不具合」というのは，世間を騒がせる事件ということが多かった．

　明治初期は，ほとんど精神障害者に対する施策はなかったが1879（明治12）年には旧相馬中村藩のお家騒動「相馬事件」が起こる．本事件がきっかけとなって，1900（明治33）年精神病者監護法が制定され，無許可監置を禁じた．本法は精神疾患者を収容することを目的とした社会防衛的な観点から成立したものであり，医療が十分受けられず，家族の負担も大きいといった法律であった．

　これに対し，呉秀三東京帝大教授は，全国各地の私宅監置の状況を巡回訪問し，諸外国に比べ悲惨な実態を『精神病者私宅監置の実況及び其統計的観察』として報告し，日本の精神障害者の処遇の改善と精神医療の充実を訴えた．その中に書かれている有名な言葉，「我邦十何万ノ精神病者ハ，実ニ此病ヲ受ケタルノ，不幸ノ外ニ，此邦ニ生マレタルノ不幸ヲ重ヌルモノトイフベシ．（日本の何万の精神病者は，精神病にかかった不幸以外に，この国に生まれた不幸が重なっていると言うべきである）」は，日本の精神医療保健福祉のあり方に今も警鐘を鳴らし続けている．

　呉らの私宅監置廃絶の運動は議会を動かし，精神疾患者を国の責任で整備するための法律「精神病院法」が1919（大正8）年に制定された．本法により，道府県に公立精神科病院の設置が義務づけられた．

8

精神疾患者への医療福祉

74 精神疾患者への医療福祉

　太平洋戦争が精神医療福祉に与えた影響は大きく，戦中・戦後の食糧難で精神病院における慢性栄養失調による死亡数が増加したため，「精神衛生法」は，1950（昭和25）年，戦後5年となって制定された．本法の目的は，「精神障害者の医療および保護を行い，精神障害の発生予防に努めることによって国民の精神的健康の保持向上を図ること」とされた．

　1964（昭和39）年，ライシャワー駐日大使が統合失調症患者に刺傷を受ける事件が発生し，統合失調症などの精神障害者の管理をより厳重にするよう「精神衛生法」を改正した．これは精神病治療の流れ（治安モデルから治療モデルへ）に逆行しており，精神病患者の社会復帰を促進し，入院治療から通院治療への転換方針から，患者の人権を無視し，精神病患者を隔離する方向への変更であった．

　1983（昭和58）年，栃木県宇都宮市にある精神科病院報徳会宇都宮病院で，看護職員の暴行によって，患者2名が死亡する事件が起きた．本事件によって，日本の人権無視は国際問題へと発展していった．その結果，国連において，日本代表は精神障害者の人権保護を改善することを明言し，政府も精神障害者人権保護のための立法化に動き，1987（昭和62）年，精神衛生法が精神保健法として改正，成立し，任意入院が制度化された．

　精神保健法は5年後の見直しで，1993（平成5）年に見直し改正が行われ，さらに同年に改正された障害者基本法が成立した．精神障害者も身体障害者や知的障害者と同様に，施策（福祉）の対象となる障害者の範囲に明確に位置づけられた．

　障害者基本法の基本理念として，「社会を構成する一員として，社会，経済，文化その他あらゆる分野の活動に参加する機会を与えられる」ことが示され，これまでの精神障害者の保健医療施策に加えて福祉施策を充実させる必要性が高まってきた．このようにして1995（平成7）年「精神保健および精神障害者福祉（精神保健福祉法）に関する法律」と名称変更された．その特徴は，

　1．精神障害者の社会復帰等のための保健福祉施策の充実
　　1）　法体系全体における福祉施策の位置づけの強化
　　　（1）　法律名の変更
　　　（2）　法律の目的：これまでの「医療及び保護」「社会復帰の促進」「国民の精神的健康の保持促進」に加えて，「自律と社会参加の促進のための援助」という福祉的要素を明確にした．
　　　（3）　「保健及び福祉」の章を設けた．
　　　（4）　精神保健福祉センター，痴呆精神保健福祉審議会，精神保健福祉相談員と名称を変更し，従来の業務に福祉の業務を加えた．
　　2）　精神障害者保健福祉手帳制度の創設
　　3）　社会復帰施設，事業の充実．
　　　（1）　社会復帰施設として，①生活訓練施設（援護寮），②授産施設，③福祉ホーム，④福祉工場，の4施設類型の規定を法律上明記した．

（2） 通院患者リハビリテーション事業の法令化（社会適応訓練事業）.

4） 正しい知識の普及啓発や相談指導等の地域精神保健福祉施策の充実，市町村
の役割の明示.

2．より良い精神医療の確保等.

1） 精神保健指定医制度の充実

（1） 医療保護入院等を行う精神病院では常勤の指定医を置くこととする.

（2） 指定医の5年ごとの研修の受講を促進するための措置を講じる.

2） 医療保護入院の際の告知義務の徹底.

人権保護のための入院時の告知義務について，精神障害者の症状に照らして
告知を延期できる旨の例外規定に，4週間の期間制限を設ける.

3） 通院公費負担医療の事務等の合理化.

（1） 認定の有効期間の延期（6ヶ月から2年へ）.

（2） 手帳の交付を受けた者については通院公費の認定を省略

3．公費負担医療の公費優先の見直し（保険優先化）

と，精神医療福祉の概念が形成され，さらに精神保健指定医制度の制定，精神障害者手帳の交付，という現在の福祉制度の基本が成立したが，その後も人権無視治療が行われる事件が発生した.

2005（平成17）年に障害者自立支援法が成立し，その目的を「障害者および障害児がその有する能力及び適性に応じ，自立した日常生活または社会生活を営むことができるよう，必要な障害福祉サービスに関わる給付その他の支援を行い，もって障害者及び障害児の福祉の増進を図るとともに，障害の有無にかかわらず国民が相互に人格と個性を尊重し安心して暮らすことのできる地域社会の実現に寄与すること」とした. これまで障害種別ごとに縦割りでサービスが提供されていたのを一元化することで，障害者の自立した生活への支援を，市町村を中心として行い，それを都道府県，国が重層的に援助することになった.

障害者自立支援法には，①利用者本位のサービス体系（障害の種別：身体障害・知的障害・精神障害）にかかわらず，障害のある人々が必要とするサービスを利用できるよう，サービスを利用するための仕組みを一元化し，事業体系を再編，②サービス提供主体の一元化（県＋市町村から市町村へ），③支給決定手続きの明確化（障害程度区分を設け，支援の必要度に応じたサービスを受けられる），④就労支援の強化，⑤安定的な財源の確保（国の費用負担の責任を強化（1/2）し，利用者も利用したサービス量および所得に応じて原則1割負担とする）が明記された.

また，2005（平成17）年に精神分裂病の名称を統合失調症と変更した. 同時に精神保健福祉法から障害者福祉に関する事項，通院医療に関する事項が，障害者自立支援法に移された. さらに精神科救急に関する改正が行われ，救急時には精神保健指定医以外の特定医師の診察によって入院の適否が判断可能となった.

76   精神疾患者への医療福祉

　2011（平成23）年に障害者基本法が改正され，障害者の定義が変更され，「身体障害，知的障害，精神障害（発達障害を含む），そのほかの心身の機能の障害がある者であって，障害及び社会的障壁により継続的に日常生活または社会生活に相当な制限を受ける状態にある者をいう．」とされた．「社会的障壁」の定義を，「障害がある者にとって日常生活又は社会生活を営む上で障壁となるような社会における事物，制度，慣行，観念その他一切のものをいう」として，個人の機能障害だけでなく，社会的障壁が「障害」を取り巻く課題として捉えられることになった．同年，障害者虐待防止法が成立し，「障害者虐待」の定義を①擁護者による障害者虐待，②障害者福祉施設従事者等による障害者虐待，③使用者による障害者虐待の3種類に分類している．障害者に対する虐待の禁止，虐待の予防及び早期発見，虐待に対する行政機関等の責務などを定めた．市町村での「障害者虐待防止センター」の設置，都道府県での「障害者権利擁護センター」の設置が規定された．

　2012（平成24）年6月，「障害者自立支援法」を改称して，「障害者総合支援法」を成立させた．目的に「基本的人権を享有する個人としての尊厳」が明記され，障害者の範囲を見直して，新たに難病等を追加し，障害福祉サービスの対象とした．「障害程度区分」を「障害支援区分」に改め，その定義を改正した．

　2013（平成25）年，精神保健福祉法の改正により，保護者制度が廃止され，医療保護入院の見直しが行われた．これまでの保護者の同意用件から家族等のうちいずれかの者の同意が用件とされることになった．精神科病院の管理者に，医療保護入院者の退院後の生活環境に関する相談及び指導を行う者（退院後生活環境相談員）の設置，退院促進のための体制整備などが義務づけられた．「精神障害者の保健又は福祉に関し学識経験を有する者」が精神医療審査会委員に規定された．

　このように精神疾患者福祉の方向性は，「治安モデルから治療モデルへ」の流れに沿って次第に充実し，「社会の中で精神疾患患者を見守る」姿勢に移行しているが，そのきっかけとなったのは，上記の重大事件であった．

③ 精神保健指定医

　精神科医療においては，患者に入院を強制，身体的拘束を含む行動制限を行わざるをえないことがあるが，人身の自由を直接制約するものであるから，これらの人権の侵襲が妥当なものかどうかの判断は，精神医療及び法制度に精通した者，すなわち精神保健指定医によって慎重になされなければならない．精神保健及び精神障害者福祉に関する法律上の入院において，これらの判定を独占的に行える者とされる．

④ 精神障害者保健福祉手帳

　「手帳」とは，身体障害者手帳，精神障害者保健福祉手帳，療育手帳で，保持者が福祉

入院　　*77*

制度を利用するための証明書であり，手引きである．このうち，精神疾患者を対象とした手帳は，精神障害者保健福祉手帳である．「一定程度の精神障害の状態にあることを認定するものです．精神障害者の自立と社会参加の促進を図るため，手帳を持っている方々には様々な支援策が講じられています．また，各方面のご協力により，手帳所持者への支援がますます広がっていくことを願っています」という意義をもつ．1995年の精神保健福祉法の成立により交付されるようになった．

　手帳の交付は都道府県および政令指定都市の行政処分で，精神保健福祉センターが2002年から障害等級の判定機関となった．障害等級は1〜3級に分かれ，申請時に提出された主治医判断の記載による．2年を有効期限として医師の診断書とともに手帳の更新を申請する．

　手帳の対象疾患は，①統合失調症，②躁鬱病，③非定型精神病，④てんかん，⑤中毒精神病（有機溶剤などの産業化合物，アルコールなどの嗜好品，麻薬，覚醒剤，コカイン，向精神薬などの医薬品），⑥器質精神病，⑦その他の精神疾患（発達障害を含み，精神遅滞を伴うものを除く）が対象疾患とされている．

　障害等級は，「精神保健及び精神障害者福祉に関する法律施行令」によって障害の程度により，重い順に1〜3級と決められており，手帳の等級によって受けられる福祉サービスに差がある．1級は精神障害の状態が，「日常生活の用を弁ずることを不能ならしめる程度」，2級は「日常生活が著しい制限を受けるか，または日常生活に著しい制限を加えることを必要とする程度」，3級は「日常生活もしくは社会生活が制限を受けるか，日常生活もしくは社会生活に制限を加えることを必要とする程度のもの」とされている．扶助，優遇，支援の内容には，税制優遇，自立支援医療費給付手続きの簡素化，生活保護障害加算，駐車禁止除外指定車証票の交付，交通機関の割引などがある．保健福祉手帳所持者については，法定雇用率の対象とされ，2012（平成24）年，雇用の義務付けの方針が厚生労働省内で定まった．

⑤　入院

　精神保健福祉法により，精神疾患患者の人権に配慮した適切な医療と保護を目的に，入院形態を任意入院（患者本人の同意に基づく）と同意に基づかない①措置入院，②緊急措置入院，③医療保護入院，④応急入院，に分けている．

　任意入院（第20条）では，精神病院の管理者は患者に「入院に際してのお知らせ」（退院請求や，都道府県への連絡先，病状によっての行動制限などを記載した書面）を交付して説明し，「任意入院同意書」を入手しなければならない（第21条）．

　「自傷他害のおそれがある精神障害者」に対し，措置入院（第29条）が行われる．警察官等が入院させなければ自傷他害のおそれがある精神疾患者を発見した場合は，保健所町を経由して都道府県知事あるいは指定都市の市長へ通報する．それに基づき知事（市長）

8

精神疾患者への医療福祉

は措置入院の必要性について2名以上の精神保健指定医の診察が一致した場合は，厚生労働大臣の定める基準に従って，国又は都道府県立病院及び指定病院へ，行政処分として措置入院させることができる.

知事（市長）は，自傷他害のおそれのある精神疾患者が入院治療を急速に要する場合，精神保健指定医1名の診察の結果に基づいて72時間に限って緊急措置入院をさせることができる（第29条の2）.

措置入院，緊急措置入院，任意入院，医療保護入院の用件をいずれも満たさないが，緊急性のある場合，ある一定の条件の下，入院期間を限って強制入院可能としたのが，応急入院である.指定医が診察し，直ちに入院させなければそのものの医療及び保護を図る上で著しく支障がある者であって当該精神障害のために任意入院が行われる状態にないと判定されたもの（33条の7第1項1号）あるいは同じ判定を受けて急速を要し，その者の家族等の同意を得ることができない場合，知事が移送したもの，とされる.

このように精神疾患者の入院には，規定が多く，人権を奪わないような配慮がなされていることに注目すべきである.

⑥ グループホーム

精神疾患者が「退院したいが一人で暮らしていく自信がない」とき，少人数で生活を行い，日常生活に必要な金銭出納に関する助言，服薬指導，日常生活面における相談，指導などの援助を受けることで，自分らしく自立をした日常生活を送ることを目的とした共同住居をグループホームという.

2006（平成18）年4月より障害者自立支援法に基づく共同生活援助（グループホーム）と共同生活介護（ケアホーム）の2種類となった.グループホームには世話人が配置され，家事支援，日常生活の相談などが，ケアホームでは世話人の他に生活支援員が配置され，食事や入浴，排泄などの介護も加わる.利用者は，前者は日常生活の相談が必要な者に対して，後者は要介護1以上の者が対象である.他にサービス管理責任者が設けられ，個別支援計画の作成やサービス内容の評価，日中活動系の事業者との連絡調整等を行う.

おわりに

精神疾患者の医療福祉に関して概説した.これらの理解には，「精神疾患とは何か」「精神疾患者，精神障害者の受けてきた医療福祉の歴史的変遷はどのようなもので，それはどのような事件によってもたらされたか」「対象者の医療福祉を受ける上でのパスポートとしての精神障害者保健福祉手帳とは何か」というような質問に答える必要があろう.

（岩瀬　敏）

9章 地域における医療福祉活動

 地域医療福祉活動推進の背景

　日本では，少子高齢化や核家族化の進行，家庭や地域の相互扶助機能の弱体化などにより，高齢者，障害者，生活困窮者など支援を必要とする人々を地域で支える力が低下してきている．このため，地域に暮らす人々の健康と福祉を守るための公的サービスの役割が重要になってきている．

　その一方で，様々なNPOが地域の中で活動し，弱体化した地域コミュニティを再生しようとする市民活動も見られる．また，東日本大震災後は，自助・互助・共助・公助をうまく組み合わせて地域の課題に対応しようとする考え方が広がりつつある．

　2011（平成23）年の介護保険法改正では，高齢者が住み慣れた地域で自立した生活を営めるよう，医療，介護，予防，住まい，生活支援サービスが切れ目なく提供される「地域包括ケアシステム」の構築に向けた取り組みを進めることが打ち出され，政府は団塊の世代が75歳以上となる2025年を目途に，このシステムの実現を目指している．

　一方，地域医療については，二次医療圏ごとに地域の医療提供体制を提示する「地域医療構想（地域医療ビジョン）」の策定が打ち出され，2015（平成27）年には，厚生労働省から「地域医療構想策定ガイドライン[1]」が示された．この中で，高度急性期，急性期，回復期，慢性期という病床の機能分類ごとに病床の必要量を推計し，それに対応する効率的な医療供給体制を実現させようとしている．これに伴い，早期の在宅移行により，医療依存度の高い人々が地域で暮らすようになってきている．

　このように，地域包括ケアシステム，病床機能報告と地域医療構想，医療保険・介護保険制度改革などを連動させ，医療と介護の一体改革が進行しており，今後ますます，地域における医療福祉活動を実施していくことが重要となっていくと思われる．

 地域医療福祉の推進

　社会福祉法第4条では，「地域住民，社会福祉を目的とする事業を経営する者及び社会福祉に関する活動を行う者は，相互に協力し，福祉サービスを必要とする地域住民が地域社会を構成する一員として日常生活を営み，社会，経済，文化その他あらゆる分野の活動に参加する機会が与えられるように，地域福祉の推進に努めなければならない」と記され

ている．つまり，地域医療福祉の実施主体は，地域住民と社会福祉事業者，社会福祉従事者の３者であり，この３者が協力しあって，地域医療福祉サービス受領者の日常生活を支え，社会参加を促進することが，地域医療福祉のあるべき姿である．

社会福祉法ではまた，地域福祉の推進にあたって，市町村が市町村地域福祉計画（第107条）を，都道府県は市町村地域福祉計画の達成を支援するために，都道府県地域福祉支援計画（第108条）を策定することを定めており，地域福祉行政はこの計画に則って行われる．地域福祉計画の策定にあたっては，地域住民を始めとする上記３者の意見を反映させることが求められている．

たとえば，名古屋市の地域福祉計画は「なごやか地域福祉2015[2]」と名付けられた５か年計画で，「人権が尊重され，誰もがいきいきと過ごせるまち，名古屋を目指して」という基本理念のもと，①つながり支えあう地域をつくる：社会的な孤立を生まない地域を目指す，②地域の「暮らし」に支援を届ける：支援を求めている人，手助けが必要な人に必要な支援を届ける，③地域で活動する多様な担い手を育む：若者から高齢者まで，身近な福祉の問題に気付き，行動できる人や活動主体を育む，という３つの方向性を定めて実施されている．

③ 地域包括ケアシステム

地域包括ケアシステムとは，医療や介護，予防および福祉サービスを含む多様な生活支援サービスが日常生活圏において提供される地域のケア提供システムである[3]．地域包括ケアシステムでは，人々が生活支援や介護予防のサービスを受けながら，自宅やサービス付き高齢者向け住宅などの住まいで生活し，病気になったら病院を一時的に利用し，介護が必要な時は居宅サービスや通所サービスを受けながらも，できるだけ住み慣れた地域で自立した生活を営むことを目指している（**図1，2**）．**図2**の植木鉢の絵のように，「すまいとすまい方」という入れ物を基盤とし，生活支援・福祉サービスという土の上に，医療・看護，介護・リハビリテーション，保健・予防という３つのサービスが展開される．

地域包括ケアシステムの実現に向けて，地域包括支援センターなどが中心になり，地域ケア会議の設置が進められている．地域ケア会議には，困難事例など個別課題の解決，多職種協働による地域支援ネットワーク構築，地域課題の発見，地域づくり・資源開発，政策形成などの機能を果たすことが期待されている．

地域包括ケアシステムは，高齢者が住み慣れた地域で自立した生活を過ごすことを目標としたものであるが，そのような仕組みの必要性は，障害者・児，貧困家庭など他の対象者に対しても必要である．

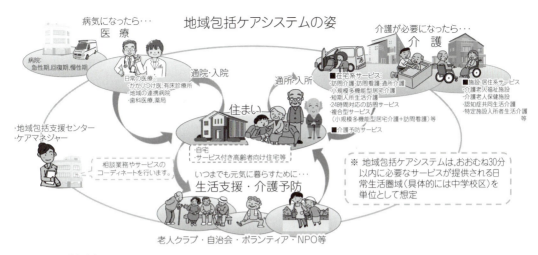

図1　地域包括ケアシステム
出典：厚生労働省 HP. http://www.mhlw.go.jp/stf/seisakunitsuite/bunya/hukushi_kaigo/kaigo_koureisha/chiiki-houkatsu/

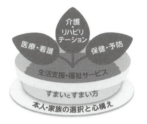

図2　地域包括ケアシステムの要素
出典：同上

4 地域医療福祉の場

　ここでは，主として福祉職が関わることの多い地域医療福祉機関を取り上げる．

4.1　地方行政機関

　都道府県，市町村，特別区などの地方公共団体は，地域における公的サービスの中心である．福祉，医務，保健衛生など，領域ごとに主管課が立てられており，障害者手帳，療育手帳などの交付，医療費や補装具費の補助，老人ホームや県立病院など公共施設の管理運営，虐待など困難事例への対応，民生委員・児童委員などの支援，住民の相談や政策策定など多様な業務を行っている．

　社会福祉事務所に勤務する福祉職は多く，生活保護，高齢者，障害者，母子など，福祉サービスが必要な人々の相談に乗り，サービス利用の決定，調整などを行う．

　地方公共団体で活動する福祉職は多いが，大切なのは地域医療福祉の現場を知ることである．実際の様子を知らずに机上で計画や政策を策定しても，実際の住民やサービス提供

82　地域における医療福祉活動

者のニーズと齟齬をきたすことがよくある．現場に足を運び，その実情とニーズを十分理解し，当事者を含めて協議しながら，政策を検討していくことが望ましい．

4.2　児童相談所

　児童福祉法に基づき，都道府県・指定都市が設置する児童福祉の第一線機関である．障害のある子供に関する障害相談，育児・しつけ・不登校などに関する育成相談，養育困難児，被虐待児などに関する養護相談，家出，触法行為などに関する非行相談など，家庭や学校からの相談を受け，保護者に対する指導，児童の一時保護などを行っている[4]．

4.3　身体障害者・知的障害者更生相談所

　都道府県・指定都市に設置される専門的相談支援機関で，それぞれ身体障害者福祉司，知的障害者福祉司が配置される．医学的，心理的，職能的な判定を行ったり，市町村に対する情報提供，技術的援助などを行ったりする[4]．

4.4　精神保健福祉センター・発達障害者支援センター

　都道府県および指定都市が設置する，精神および発達障害者に対する専門的相談支援機関である．精神科医，精神保健福祉士，臨床心理技術者等が配置されている[4]．

4.5　地域包括支援センター

　地域包括支援センターは，地域における介護予防マネジメント，総合相談，権利擁護などを担う中核機関である[3]．市町村または市町村から委託を受けた法人が設置・運営主体となり，保健師，社会福祉士，主任ケアマネジャーの3職種を配置し，要支援者や生活機能の低下がみられる二次予防事業対象者の介護予防ケアマネジメント，サービス利用に関する相談，高齢者虐待や権利擁護に関する相談，認知症高齢者の家族介護者への支援事業などを行っている．

　また，個別の介護支援や相談だけでなく，地域全体の介護・福祉の向上を図るためのネットワークづくり，社会資源の開発，住民活動支援などの地域づくり活動も実施する．

4.6　社会福祉協議会

　社会福祉活動推進を目的とした非営利組織で，各市区町村や都道府県に設置されている．市区町村レベルでは，行政や地域の人々・組織と協力しながら，訪問介護，配食サービスなどの福祉サービスや，ボランティア活動支援，子育て支援など，様々な活動を展開している．また，地域福祉の充実を目指したネットワークづくりや相談窓口など，地域福祉の拠点としての役割を果たしている．

　一方，都道府県社会福祉協議会は，より広域で取り組む課題を，市区町村の社会福祉協議会と連携して取り上げ，日常生活自立支援事業（認知症，知的・精神障害者などのサー

ビス利用援助など）や，福祉サービスの運営適正化，サービス評価などの事業を行っている．

⑤ 地域医療福祉の実際

近年，地域包括支援センターを中心とした地域ケア会議が立ち上がり，地域の医療福祉活動の推進役となっている．ある地域包括支援センターでは，地域ケア会議で困難事例などの事例検討会を開始した．当初，地域包括支援センターと介護支援専門員が中心だった会議は，民生委員・児童委員，医師会，居宅介護サービス施設などを含む地域の医療福祉関係者が一堂に会するものへと拡大し，個別の事例への対応だけでなく，地域で孤立している高齢者や生活困窮者を支える仕組みづくりへと発展している．

社会福祉協議会では，生活圏域での小地域福祉活動を全国的に推進している．その活動は様々であるが，たとえば，地域で支援が必要な人々を特定し，近隣で住民による見守りチームをつくって，外出介助，身辺介助，友愛訪問，家事援助，入浴介助などの日常的な支援を行い，生活や健康上の緊急時には，適切な専門家につなげる，などがその例である．

地域医療福祉活動では，地域における保健医療専門職である保健師との連携も大切である．例えば，生活保護受給者ができる限り病気を患うことなく健康に生活できることは，自立の基盤であるが，高齢者，一人暮らし，傷病が原因で生活保護に至る人，精神疾患患者などが多いことから，生活リズムを整えて健康的な生活を送ることができない人々もいる．また，高血圧，糖尿病などの持病をもち，医療が必要にも関わらず受診できていない者もある．

東京都では，健康管理支援事業を活用し保健師を健康管理支援員として雇用している区がある．保健師は，ケースワーカーが必要と判断したり，健診結果や頻回受診などから選定された対象者に対し，単独でまたはケースワーカーと同行して訪問し，保健指導，生活指導を行っている．必要に応じて通院同行や医療機関との連携調整，入退院支援，介護が必要な者にサービス導入の支援なども行っている[5]．

⑥ 地域医療福祉活動の特徴

地域医療福祉活動は，病院や施設における活動とは異なる特徴がある．まず，医療や介護ニーズが高い人々だけではなく，病気や障害を抱えながらも地域で自立した生活をしている人々も対象だということである．病識がなかったり，支援を受ける必要性を認めようとしなかったりする人々，公的機関の介入を拒否する人々もおり，まず人間関係を構築し，受け入れてもらうことから始まる．専門家の判断を押し通すことは難しく，対象となる人々の意思や価値観を受け入れ，うまく折り合いをつけていく必要がある．

既に病気や障害をもっている人々だけでなく，健康な人々への予防的な活動も地域医療

福祉活動の特徴である．要介護状態や生活の困窮，孤立に陥らないように，母子家庭，一人暮らし高齢者，障害者などを専門家が訪問したり，民生委員やボランティアなどによる見守りを組織したりすることは，予防活動の例である．

　多職種，多組織による連携とネットワークにより活動が推進されることも特徴の１つであろう．院長や施設長などが最終的な意思決定権をもつのとは違い，地域では異なる目標や価値観をもつ様々な組織が，互いの特徴を活かしながら連携する仕組みをつくることが大切で，地域ケア会議を中心に，そのような仕組みづくりが広がりつつある．

　地域では問題が複雑で，一つの家庭に複数の問題が重なっていることも少なくない．精神疾患や身体障害をもつ者が複数いる家庭もある．筆者も，父親は脳梗塞で車いす生活，母親はビザが切れた外国人で夜間の仕事，父親をケアするのは小学生の娘という家庭や，認知症の母親と自閉症の息子の二人暮らし，重度障害の娘を長年一人で介護してきた母親に末期がんが発見されるが娘の入所を拒否するなど，簡単には解決できない事例に出会ってきた．本人たちだけの問題ではなく，近所から苦情が市役所や保健所に寄せられるなど，対応に苦慮する場合もある．

　地域医療福祉活動は，短期間では解決せず，またその人の生涯にわたる生活を視野に入れて，忍耐強く，変化するニーズに関わり続ける必要が生じる．それは，一人の専門家，一つの組織だけでは解決が困難であり，支援を必要とする人々を支える仕組みをつくり，専門家だけでなく地域住民自身が，障害者や生活困窮者，病気を抱えた人々を地域の一員として受け入れ，支えていくような地域づくりが重要である．

文　献

1）　地域医療構想策定ガイドライン等に関する検討会．地域医療構想策定ガイドライン．2015．

2）　名古屋市．名古屋市社会福祉協議会．なごやか地域福祉2015．第２期名古屋市地域福祉計画，第５次名古屋市社会福祉協議会地域福祉推進計画．概要版．http://www.nagoya-shakyo.jp/pdf/nagoyaka_gaiyo

3）　厚生労働統計協会．国民衛生の動向2016/2017．東京，厚生労働統計協会，2016．

4）　厚生労働統計協会．国民の福祉と介護の動向2016/2017．厚生労働統計協会，2016．

5）　「質の高い事業を提供するための地域保健行政従事者の系統的な人材育成に関する研究」分担研究「福祉事務所等における保健師の効果的な活動・活用事例に関する研究」班．福祉事務所等における保健師の効果的な活動・活用事例．2013．http://www.mhlw.go.jp/file/05-Shingikai-12201000-Shakaiengokyokushougaihokenfukushibu-Kikakuka/0000057161.pdf

6）　吉田祐一郎．子ども食堂活動の意味と構成要素の検討に向けた一考察―地域における子どもを主体とした居場所づくりに向けて―．四天王寺大学紀要 62：pp.355-368．2016．

（柳澤理子）

10章 医療福祉のトピックス

① 災害と医療福祉

1.1 災害発生後の生活再建支援と医療福祉

　災害が発生すれば，これまでの生活が一瞬にして崩れ，新しい環境での生活を余儀なくされることが多い．一口に「災害」と言っても，さまざまな種類がある．

　わが国に象徴的な災害といえば，やはり地震であろう．2011（平成23）年の東日本大震災や2016（平成28）年の熊本地震などの巨大地震が甚大な被害をもたらしたことは記憶に新しい．地震や火山噴火，台風，津波などの自然現象によって引き起こされる災害は，自然災害（Natural disaster）と呼ばれている．一方，工場爆発や火災，列車・航空機事故などの人間が引き起こす災害を人為災害（Man-made disaster）という．

　自然災害には，被害が広域にわたる場合があり，そのために多くの被災者を生み，ライフラインが途絶するなど，日常生活に大きな影響を及ぼすことになる．また，自然災害による地域の被災は，その地域でこれまで構築されてきたコミュニティが崩れ，避難所や仮設住宅など新しい環境で新しいコミュニティの形成が始まるということでもある．新しいコミュニティを構築し，生活を再建していくためには，その場所で必要な福祉サービスを受けられるような体制が必要になる．それまでのサービス体制が被災によって寸断される場合もあるだろう．そのような場合でも，高齢者や障がい者など生活再建支援を必要とされる人々が，サービスを受けられるような拠点の整備，関係機関とのネットワーク構築を行うべきである．そのためには医療福祉が必要不可欠となるのだが，そこにはさまざまな課題が存在している．

1.2 避難行動要支援者の生活再建支援における課題

　そもそも地域社会における医療福祉の課題として，虚弱な高齢者や認知症高齢者の支援，老老介護などが挙げられている．

　地域社会が希薄している昨今では，このような課題は悲惨な結果を生むことがある[1]と言われている．これは平常時のみならず災害時においても同様の課題となってくる．むしろ災害時にはより顕著な課題として認識されることになるだろう．

　虚弱な高齢者や認知症高齢者などは，災害発生時に自分自身で避難できなかったり，必要な情報を収集できなかったりするため，避難行動要支援者や要配慮者と呼ばれている．

このような避難行動要支援者は，たとえ避難できたとしても，その後の新しいコミュニティでの生活再建が非常に困難となってくる．

　日本での避難所の多くは，学校の体育館や公民館などが指定されている．もともと生活をするための場所ではないため，生活機能は整っていない．高齢者は慢性的な疾患を持ちながら生活をしている方が多く，避難所生活によって慢性疾患が増悪することがある．また，避難所での慣れない生活が，心身共に疲弊させ，新たな疾患を発症することもある．清水は震災後に脳卒中を発症した事例から，震災後の生活の中で，生活の場のめまぐるしい変化や生活再建のために重ねる無理が健康に影響を及ぼしていると述べており[2]，健康管理や生活再建支援が重要であるといえる．現在，そのような支援については地域の保健師が中心となり，自治体と連携して取り組んでいる．しかし，避難所での生活支援や健康管理，仮設住宅の巡回など，少ないマンパワーの中で多くの役割を担っている現状がある[3]．生活再建支援を担える医療・福祉の人材確保が課題といえるだろう．

　避難行動要支援者の生活再建支援においては，福祉避難所の役割は大きく，全国で事前指定が行われている．福祉避難所とは，ある一定の配慮を要する方を対象とした避難所であり，近所の一般避難所へ避難した後に，そのまま一般の避難所での生活を続けることが困難な方が対象となるため，二次避難所とも呼ばれている．福祉避難所は一般避難所とは違い，バリアフリーになっていたり，車いす専用トイレがあったり，要配慮者や避難行動要支援者が暮らしやすいように一定の設備が整っている．東日本大震災の際にも，各自治体で福祉避難所の開設は行われていた．しかし，福祉避難所を利用できなかった人がいることや，福祉避難所のマンパワー不足があったと報告されており[3]，福祉避難所の周知や必要な人材確保の課題が挙げられている．

　人間は個人として，家族構成員の一人であり，その家族は地域社会に属している．そのコミュニティの中で生活が成り立っている．避難行動要支援者や要配慮者はそのコミュニティの中で，周辺の支援を受けながら暮らしている場合が多い．災害によって，その支援が途絶えた時，すぐに医療福祉サービスが提供されるような拠点の整備や制度の見直し，関係機関が連携できるネットワークを構築していくべきであろう．そのためには，「医療」，「福祉」，「保健」の連携が必要であり，医療福祉の視点が重要な鍵となるだろう．

文　献

1）宮田延子．地域社会での課題と医療福祉サービス．日野原重明他監．医療福祉学の道標．金芳堂；156-157，2013．

2）清水詩子．震災後の生活の変化が健康に及ぼす影響と健康支援—生活再建の過程における脳卒中の発症から．日本災害看護学会誌．10（3）．50-64．2009

3）古本尚樹．大規模災害被災地における保健師活動について多賀城市における事例から．Japanese Journal of Disaster Medicine．20（2）．209-213．2015

4）日高陵好．災害時の要援護者に対する看護支援　東日本大震災での福祉避難所調査から．

日本看護福祉学会誌. 21（2）. 15-28. 2016
5） 黒田裕子. 災害時要援護者対策. 黒田裕子, 酒井明子監. 新版　災害看護. メディカ出版.
103-110. 2008

（野島敬祐・河原宣子）

②　医療福祉とリハビリテーション

　リハビリテーション（rehabilitation, リハ）とは, 身体的, 精神的, 社会的に最も適した生活水準の達成を可能とすることによって, 各人が自らの人生を変革していくことを目指し, かつ時間を限定した過程である[1]とされているが, 要するに「疾病や傷害を負った患者が, 病前の機能回復を目指して訓練すること」である.

　リハは, 疾病や傷害が原因で心身の機能・構造に障害を生じ, 生活上に支障をきたしたときに, 多数の専門職種が連携して問題の解決を支援する総合的アプローチのすべてをいう. リハには医学的, 職業的, 社会的リハがある. これまでのリハは, 専門職者主導の「医学モデル」が中心であったが, 障害のある当事者の主体性を尊重した「生活モデル」への移行がうかがわれる.

　以下, 各リハについて説明し, 特にその中における各職種の役割を記載し, どのような方法により対象に施行していくか, その問題点を探る.

2.1　医学リハ（医学的リハビリテーション）

　医学リハは, リハ専門医, リハ看護師, 理学療法士, 作業療法士, 言語聴覚士, 視能訓練士, 臨床心理士（公認心理師）, 義肢装具士, 臨床工学技士, 柔道整復師, 鍼灸マッサージ師などの技能上の専門職, そしてソーシャルワーカーなど多数の専門職の協業によって行われる.

　1969（昭和44）年に世界保健機構 WHO が発表した医学リハの定義は,「個人の身体的機能と心理的能力, また必要な場合には補償的な機能を伸ばすことを目的にし, 自立を獲得し, 積極的な人生を営めるようにする医学的ケアのプロセスである」とされている. この場合, 自立訓練事業のおける「機能訓練」という用語は本来, 医学リハの一部である.
リハ専門職が分担すべき役割には, 以下のものがある.

1. 理学療法士（PT）は, 運動療法により機能の改善を図る. 運動療法には関節可動域の増大, 筋力の増強, 麻痺を回復させる神経生理学的運動練習などの他に, 寝返り・起き上がり・起立・歩行などの練習・指導を含む.

2. 作業療法士（OT）は, 作業活動を通じて心身機能の回復を図り, 日常生活の書道差の自律を指導し, 各種作業を応用して職業前評価・指導と趣味娯楽の開発・指導を行い, さらに精神疾患に対して各種作業を用いて精神作業療法を行う. 身体疾患者の日常生活動作 ADL を改善させる訓練と精神疾患患者に対して行う精神作業療法に分か

88   医療福祉のトピックス

れている.

3. 言語聴覚士（ST）は，言語概念の傷害である失語症と言語発達遅滞，麻痺性構音障害，吃音，難聴の言語障害などに言語治療を行う．また咀嚼・嚥下障害に対する治療を，医師，看護師，栄養士と連携して行う.

4. 臨床心理士（CP）は，認知機能（知的機能・失認・失行・注意障害など）と性格（情緒障害を含む）の評価と治療・支援活動を行う．脳卒中・脳外傷・脳性麻痺などの中枢神経系の障害や自閉症，多動には不可欠な専門職であるが，国家資格ではない．国家資格の公認心理師の業務には，心理検査・カウンセリング・心理療法等，心理的支援や相談，心理教育等を想定して，①心理に関する支援を要する者の心理状態の観察・分析，②心理に関する支援を要する者との心理相談による助言・指導，③心理に関する支援を要する者の関係者との心理相談による助言・指導，④メンタルヘルスの知識普及のための教育・情報提供の4種がある．2015（平成27）年，公認心理師法が施行され，将来的にこの名称に移行してゆくものと思われる.

5. 医療ソーシャルワーカー（MSW）とは，ソーシャルワーカー（SW）が生活する上で困っている人々や，生活に不安を抱えている人々，社会的に疎外されている人々に対して，関係を構築し，問題解決のための援助を提供する専門職であることをふまえ，MSWは保健医療分野におけるSWであり，主に病院において疾病を有する患者等が，地域や家庭において自立した生活を送ることができるよう，社会福祉の立場から，患者や家族の抱える心理的・社会的な問題の解決・調整を援助し，社会復帰の促進を図る専門職を指す．MSWと称して勤務するための資格はないが，ほとんどの病院で社会福祉士（CSW）を保持することを条件としている．精神病院でも精神保健福祉士（PSW）でないと採用されない.

2.2　職業リハ（職業的リハビリテーション）

　1955（昭和30）年，世界労働機関ILOは，ILO勧告第99条「障害者の職業リハビリテーション」に関する勧告を採択し，その中で職業リハを「障害者が適切な職業に就きそれを維持することができるように計画された職業的なサービスの提供を含む継続的で調整されたリハビリテーション過程の一部である」と定義した．1969（昭和44）年にWHOにより定義された職業リハは，「職業指導，訓練，適職への就職など，障害者がふさわしい雇用を獲得し，又は職場に復帰することができるように計画された職業的サービスの提供である」とされている.

2.3　社会リハ（社会的リハビリテーション）

　1986（昭和61）年，国際リハビリテーション協会社会委員会は，社会リハを「社会生活力を高めることを目的とした過程である．社会生活力とは，様々な社会的状況の中で，自分のニーズを満たし，一人一人に可能な最も豊かな社会参加を実現する権利を行使する力

を意味する」と定義した．この社会生活力とは，①障害者が自分の障害を正しく理解し，②自分でできることを増やし，③リハによって，自分の能力を高めるが，残された障害については，様々なサービスを権利として活用し，④足りないサービスの整備・拡充を要求し，⑤支援を依頼でき，⑥地域，職場の人々と良好な人間関係を築き，⑦主体的，自主的に，楽しく，充実した生活ができ，⑧障害について一般市民の理解を高める，ことをいい，これを高めることが目的であるとした．

現在では，①身体障害者，②知的・発達・高次脳機能障害者，③精神障害者，をそれぞれ対象としたプログラムが開発されている．これらのプログラムは，8つの基本理念に重きを置く．①リハ，②QOL（生活の質），③生活モデル・社会モデル，④エンパワーメント（☞巻末用語集），⑤パートナーシップ，⑥ノーマライゼイション（☞巻末用語集），⑦社会参加，⑧サポート（支援），に重きを置いて，プログラムを実施することで，社会リハの実践を行えるよう，福祉関係者は支援しなければならない．

2.4 医学リハの問題点

以上のリハの中で，医療関係者が多く関連するのは，医学リハであろう．医学リハを行ううえで大きな問題点は，疾患別リハ科の健康保険点数表であろう．これは2年ごとに見直しが行われるが，リハを行って保険点数を請求できる日数に，疾患により制限が加えられており，この日数を超えてリハを実施すると，報酬点数が減点される．病院の中にはこの日数を超えてリハを実施せず，転院を促す施設もあり，ケースワーカー，ケアマネジャーの紹介が必須となる．

2.5 総合リハビリテーションとは

リハとは，単なる訓練ではなく，「人間らしく生きる権利の回復」であるべきで，「全人的復権」としてのリハが重要とある．その回復の場として，医学的，教育的，職業的，社会的のリハがあり，この4分野を総合的に連携し，協力して「人間らしく生きる権利の回復」を達成するのが，上田が唱える「総合リハビリテーション」である（図1）．

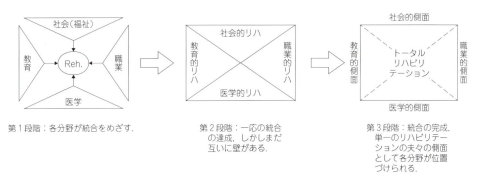

第1段階：各分野が統合をめざす．
第2段階：一応の統合の達成．しかしまだ互いに壁がある．
第3段階：統合の完成．単一のリハビリテーションの夫々の側面として各分野が位置づけられる．

その統合の段階には3段階があると考えられ，最終形としての第3段階でも，技術的，学問的，性格，専門職，場の性格などの違いによるある程度の境界線はあるが，その境界

90　　医療福祉のトピックス

線付近は重なり合って，異部門への協力が日常的に行われるようになり，「総合リハ」という１つの大きな事業のなかでの各側面を担当するという意識が強くなる．そして，最終的には，大きな目標である「人間らしく生きる権利の回復」を目指して進むのである．

おわりに

　以上，日本におけるリハの現状と問題点について触れた．各定義の意義を十分に理解し，実施していくことが望まれる．

文献

1）国連．障害者に関する世界行動計画，1982.

（岩瀬　敏）

③ 医療福祉と栄養管理の役割

　今も昔も病気と食事の関係は，深い事がわかっている．かつては感染症による死亡者が多く存在していた．栄養状態が悪いと体の免疫力が低下し，感染症に罹患しやすかったためである．また日本では永らく動物性食品を摂取する機会が少なく，脳出血など血管の脆弱性が原因の死亡も多く発生していた．近年では逆にエネルギー摂取量や脂肪摂取量の増大が原因とされる肥満や高血圧，糖尿病，心疾患などが増えている．

　このように多くの病気，特に生活習慣病は，栄養や食事と大きな関係がある．別の言い方をすれば，栄養や食事の適切な摂取が，生活習慣病の発症予防や重症化予防にも大きな影響を与えると考えられる．

　日本人がどのくらいのエネルギーや栄養素を摂取すべきかは，厚生労働省から報告されている，日本人の食事摂取基準が参考になる．この日本人の食事摂取基準（現在は2015年版[1]）は，国民の健康の保持・増進を図る上で，エネルギー及び栄養素の量を，どの程度摂取すべきかの基準を定めたものである．適切な栄養素の摂取は，健康の保持・増進，生活習慣病の発症予防と重症化予防に関係し，その先にある健康寿命の延伸となるのである．この基準の中にある指標の１つに，「生活習慣病の予防のために現在の日本人が当面の目標とすべき摂取量」として「目標量」を設定している．現在の摂取量より増やすことで生活習慣病の予防効果がある栄養素として，食物繊維，カリウムがある．また現在の摂取量より減らすことで生活習慣病の予防効果がある栄養素として，飽和脂肪酸，ナトリウム（食塩相当量）がある．生活習慣病予防を目的とした複合的な指標として，エネルギー産生栄養素バランス（たんぱく質，脂質，炭水化物の総エネルギー摂取量に占める割合）がある．

3.1 食塩の過剰摂取の問題

2015（平成27）年国民健康・栄養調査結果[2]によると，成人の一日あたりの食塩相当量の平均摂取量は，男性で11.0グラム・女性で9.2グラムであった．依然高い水準である．2013（平成25）年WHOのガイドラインが成人に対して強く推奨しているのは，食塩として5g/日未満である[3]．そこで，実施可能性を考慮し，この5g/日と2012（平成22）年，2013（平成23）年国民健康・栄養調査における摂取量の中央値との中間値をとり，この値未満を食塩相当量の目標量としている（12歳以上で1日男性8g未満，女性7g未満）．

過剰な食塩摂取をすると体内はどういう変化が起こるのであろうか．食塩を過剰に摂取すると，一時的に濃くなった塩分濃度を下げようとするために体内に水分が入ってくる．結果，血液量が増えて血圧が上がるのである．高血圧によって血管壁に負担がかかり，血管壁が厚くなり，さらにその部分にコレステロールが入ってくることもある．その結果，血流が悪くなる．ではどうすれば減塩できるか．

薄味に調理するのは当然だが，慣れないと美味しさを感じにくくなる．対処方法として，調味料は計量すること，減塩タイプの調味料を使うこと，味付けを塩味に頼るのではなく，旨味，酸味や香辛料を使用すること，麺類のスープは残すことである．食品中にどの程度の食塩相当量が含まれているかは，商品が入っている袋に記載された栄養成分を確認するとよい．また食塩が多く含まれているもので気をつけないといけないものに外食がある．牛丼で7.1gも含まれている．

3.2 肥満

日本では肥満者（BMIが25以上）が年々増えている．2015（平成27）年国民健康・栄養調査によると男性29.5％，女性19.2％が肥満者である（図2）．

肥満には，大きく分けて2つのタイプが存在している．1つは，内臓脂肪型肥満（内臓周辺に脂肪が蓄積）と皮下脂肪型肥満（皮膚のすぐ下に脂肪が蓄積）がある．

肥満があると，交感神経の働きが活発になり，血管を収縮させ，血圧を上昇させる．

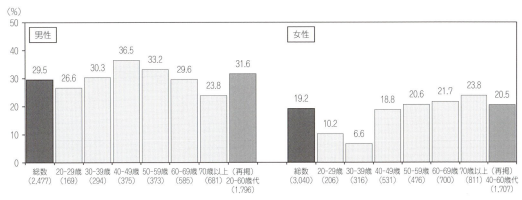

図2　肥満者（BMI ≧ 25kg/m²）の割合（20歳以上，性・年齢階級別）

出典：2015（平成27）年国民健康・栄養調査

92 医療福祉のトピックス

　HDL コレステロールは，末梢の血管から余分なコレステロールを運ぶ役割をするので，善玉コレステロールと呼ばれているが，内臓脂肪が増えると，血液中に分泌される中性脂肪が増加して，HDL コレステロールを減少させる．一方，LDL コレステロールは悪玉コレステロールと呼ばれ，全身にコレステロールを運んでいる．多すぎると動脈硬化を引き起こす．

　つまり内蔵脂肪型肥満は，血圧や血糖値を上昇させるなどの症状を引き起こすが，これらの病態をメタボリックシンドロームと呼んでいる．なぜ，このような内臓脂肪型肥満が発生するかというと，大きく分けて，食べ過ぎと運動不足が主な原因とされている．

　ではどのようにしたら内臓脂肪の蓄積を防げるのであろうか．その前に考慮すべき点がある．BMI が25以上の人が肥満者であるが，単に体重だけを急激に下げようとすると筋肉まで落ちてしまうことがある．減量とは体重そのものを下げるのでなく，体脂肪を落とさないといけない．体脂肪以外の部分を除脂肪体重という．除脂肪体重には筋肉や骨，内蔵，体水分が含まれている．これら除脂肪体重は下げないようにしないといけない．除脂肪体重を下げずに体脂肪のみを落とすためには，食事だけでなく，運動も大切になる．

　ではどのくらいのペースで体脂肪を落とせばよいのか．急激なダイエットは，体が飢餓状態になったと勘違いをして，エネルギーの消費を押さえ，蓄積に回そうとするのである．だからダイエットする時は急がず，ゆっくり行うのがコツである．月に１kg にすると１日240kcal となり，これを食事を減らすか運動を行うことである．大切なのは毎日継続して続けられるかである．さらに継続させるためには，食べ方である．間食の中身を変更する．夜遅く食事をしない．しっかり野菜と食べる．加えて運動を行う．１日10分でも運動するのがよいとされる．これをプラス・テン（今より10分多く体を動かしましょう）と言う指針が出されている[4]．

　以上のように，日本人の取り巻く環境の改善には，食べ物や栄養素が大きく関わっているが，個人の努力だけでは困難な部分が多い．国から色々な指標が出されても，それを実際に使えるようになるのは，一般国民にはなかなか難しい．そこで，これらの指標をより具体的に個人ないし集団に対してアドバイスする存在として，栄養士・管理栄養士の存在がある．

　管理栄養士は栄養の指導を行う専門職である．その専門性を活かして，保健・医療・福祉や教育分野で活躍している．具体的には，健康の維持・増進や疾病の予防・治療を基本に，栄養の評価・診断・計画に基づく栄養療法・食事療法・情報提供・食環境整備・食育活動等により，人が人らしく生きていくことを支援している．

文　献

1）菱田明，佐々木敏監修．日本人の食事摂取基準（2015年版）．第一出版．初版第４刷．2015.

2）2015（平成27）年国民健康・栄養調査．http://www.mhlw.go.jp/bunya/kenkou/kenkou_eiyou_chousa.html.2015.

3) WHO. Guideline: Sodium intake for adults and children. Geneva. World Health Organization (WHO). 2012 (平成25).
4) 健康づくりのための身体活動指針（アクティブガイド）. http://www.mhlw.go.jp/stf/houdou/2r9852000002xple-att/2r9852000002xpr1.pdf.

（堀尾拓之）

4 音楽療法の効果

4.1 音楽療法とは

　音楽療法とは，「音楽のもつ生理的，社会的働きを用いて，心身の障害の回復，機能の維持改善，生活の質の向上，行動の変容などに向けて，音楽を意図的，計画的に使用すること」と日本音楽療法学会は定義している．篠田は，「一方的に病者に音楽を聴かせたり，楽器演奏を強いることではない．病院や施設にコンサートを提供しに行くことも音楽療法ではない．音楽を通してクライエントと心の交流をするのが音楽療法」としている[1]．

　音楽療法は，わが国では1960年代に始まり，2001（平成13）年に日本音楽療法学会が設立された．2017（平成29）年までに日本音楽療法学会認定音楽療法士が2917名誕生したが，まだ国家資格になっていない．

　音楽療法の現場は，高齢者施設が45.7％，児童領域28.2％，精神科領域20.7％で，総合病院はわずか4.6％である[2]．

　音楽療法は，大集団，小集団ないし個人を対象とし，形態は，聴くことを中心とした受動的音楽療法と歌唱や楽器演奏を行う能動的音楽療法がある．

4.2 医療における音楽療法の現状

　医療においては，小児科の発達障害と精神科での音楽療法が中心だった．最近は，高齢者や認知症患者に対する音楽療法が増加している．新しい分野として，緩和ケア病棟における音楽療法，歩行障害や高次脳機能障害に対する神経学的音楽療法（neurologic music therapy : NMT）や神経難病に対する音楽療法がある．

　音楽療法によって期待される効果は，身体的な機能回復や維持を目的としたリハビリ訓練的なものと心のケアをめざすものに大きくわけられる．医療における音楽療法の主な対象と期待される効果を表に示す（**表1**）．

　ここでは，筋萎縮性側索硬化症（amyotrophic lateral sclerosis : ALS）患者に対する音楽療法を紹介する．

4.3 ALS患者に対する音楽療法

　ALSは運動神経の変性により，四肢麻痺，球麻痺，呼吸筋麻痺をきたす原因不明の神経難病で，平均3〜5年で呼吸不全に陥る．人工呼吸器を装着すれば生きられるが，その

94　　医療福祉のトピックス

表1　医療における音楽療法の主な対象と期待される効果

主たる診療科	疾患	期待される効果
小児科	発達障害（自閉症スペクトラム，注意欠陥多動性障害，学習障害）	コミュニケーション能力改善，集中力改善
	知的能力障害	認知能力維持促進，社会的適応能力獲得，言語能力促進
	脳性麻痺	運動状態改善，コミュニケーション・行動異常の改善
	レット症候群	心身のリズム回復と安定，粗大運動機能の維持と発達
	低出生体重児	ストレス軽減，神経系成長発達促進，呼吸状態安定，保護者への心理作用
精神科	統合失調症	精神症状・抑うつ・不安，社会機能の改善
	うつ病	うつ症状改善
リハビリテーション科	脳血管障害	歩行障害・失語症・半側空間無視・うつ状態の改善
	外傷性脳損傷	遷延性意識障害・意思疎通の改善，高次脳機能障害改善
神経内科	認知症	不安・うつ状態・BPSD の軽減，認知機能改善
	パーキンソン病	歩行障害・うつ状態の改善
	筋萎縮性側索硬化症（ALS）	尊厳維持，情動賦活，人生のふり返り，介護者の気分転換
内科	癌患者	身体・精神症状の緩和，心理社会面のケア
	終末期癌患者	身体的・精神的・社会的苦痛の軽減，スピリチュアルペインの緩和
	気管支喘息	呼吸困難減少，気道過敏性抑制
	慢性呼吸不全	呼吸困難感の軽減，QOL・ADL の改善
	心疾患	副交感神経刺激，ストレス軽減
産婦人科	分娩，検査，手術	不安・緊張の軽減，痛みの軽減，ストレス緩和，胎教
耳鼻科	先天性難聴児	音の存在の自覚，コミュニケーション改善，親子関係構築
外科・歯科など	手術，医療処置，検査	リラクゼーション，不安・苦痛の軽減

後の療養場所，家族負担，生きがいの問題から，気管切開を受ける患者は2，3割である．
　事例：60歳代女性．X 年に構音障害で発症し，X＋3年に呼吸不全，嚥下困難をきたし
NPPV（非侵襲的陽圧換気）と胃瘻造設を実施．X＋4年，病室で音楽療法を開始．週1
回，45分間．リクエストによる曲を音楽療法士がキーボードで演奏，歌詞をみて鑑賞や歌
唱した．ときには，若くして他界した姉と一緒に歌ったという「ずっと心の奥にあった」
曲をリクエストした．音楽療法は，「入院している間の一番幸せな時間．私の中にだけ
あった曲を歌ってもらってすごくうれしかった．」と話した．音楽療法が入院生活の楽し
みの一つとなった．呼吸器装着について当初は拒否していたが，音楽療法実施中に「こう

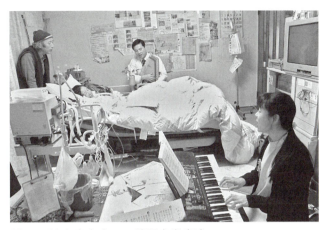
図3　ALS患者宅での訪問音楽療法

いうのもありかな」と話され，X＋5年，気管切開し呼吸器を装着した．四肢麻痺が進行したが，右手指のわずかな動きで意思伝達装置を使用し，インターネットでメールをしたり動画を見ている．

呼吸器装着を長く迷っていたが，音楽療法の存在も気管切開を選んだ要因の一つと思われる．X＋12年，週1回の個人音楽療法の時間を楽しみにし，今も大きな支えになっている．

4.4　ALSにおける音楽療法の意義

ALSは四肢麻痺や呼吸器装着後も意識，知能，聴力，感情は保たれ，音楽を楽しむことや，音楽をきっかけに人生をふりかえることができる．生きていることを実感できる．

これまで，80名のALS患者に病棟や患者宅（図3）で音楽療法を提供してきた経験から，音楽療法がALS患者の楽しみ，癒やし，心のケアだけでなく，生きている意味を高め，ALSとともに生きて行く力を支えることができると実感した[3,4]．

「言葉で会話ができない患者さんに対しても，音楽で心のコミュニケーションをとることができる」（日野原重明）という言葉はまさにALS患者にあてはまる．

ALS患者に対する音楽療法は欧米においてもまだ少ない．呼吸器装着ALS患者に対する音楽療法は難病制度に支えられたわが国でこそ行えることであるとともに，音楽療法の本質を考えさせてくれる対象でもある．ALS患者の音楽療法は，わが国の医療福祉の上でも，また，音楽療法の分野においても重要になっていくと思われる．

文　献

1）　篠田知璋．音楽療法への道．篠田知璋監著．新しい音楽療法．音楽の友社．pp.56-76．2001．
2）　岡崎香奈．音楽療法の歴史と意義．成人病と生活習慣病　46（2）：178-182．2016．
3）　近藤清彦他．人工呼吸器を装着した筋萎縮性側索硬化症（ALS）患者．呉東進編著．医学

96   医療福祉のトピックス

的音楽療法．北大路書房．pp.149-164．2014.
4）近藤清彦．筋萎縮性側索硬化症と音楽療法．成人病と生活習慣病　46（2）：235-239，2016.

（近藤清彦）

⑤ 違法薬物と医療福祉

　違法薬物とは，以下に述べる使用が法規制されている，覚醒剤，大麻，MDMA・MDA，コカイン，ヘロイン，アヘン，向精神薬，その他麻薬，シンナー等有機溶剤，危険ドラッグなど．その他，医師により処方できる薬剤も含めた薬物を言う．このような薬物を乱用した場合，依存症になった場合，社会復帰のできる医療福祉が行われている．

5.1　覚醒剤

　覚醒剤は，アンフェタミン類の精神刺激薬で，脳神経系に作用して，ドパミン作動性に作用し，心身の働きを一時的に活性化させる働きがある．長期間連用により乱用・依存を誘発することがある．広義には中枢神経刺激薬を指すが，狭義には覚せい剤取締法で規制されているメタンフェタミンを指す．覚せい剤取締法で規制されている薬物には，アンフェタミン，メタンフェタミン，及びその塩類やそれらを含有するもの，とされている．数度の使用により強い嗜好性が生じ，習慣性の依存状態となりやすい．これらの薬剤は脳内報酬系として知られ，ドパミンの再取り込みを阻害することで，覚醒作用や心地よい気分を生じさせる．

　メタンフェタミンの反復使用により，ドパミントランスポータやドパミン D_1 受容体が減少し，血圧上昇・散瞳などの交感神経刺激症状が出現する．発汗過多，口渇をもたらし，便秘を生ずる．性的興奮を招き，不自然な筋緊張，落ち着きのない動作を示す．食欲低下，不眠となる．幻聴・幻覚を生じ，長期連用の結果，統合失調症と同様の症状を呈し，精神科病院への入院が必要となる．

5.2　大麻

　大麻は麻の花冠，葉を乾燥または樹脂化，液体化させたものをいう．含有される約60種類のカンナビノイド，特にテトラヒドロカンナビノールには，薬理作用があり，嗜好品，医薬品として用いられてきた．日本では大麻取締法により，大麻草の花・葉の許可のない所持，輸入は医療目的でも禁止されている．大麻は低用量・中用量では交感神経系優位となり，頻脈，心拍出量増加，血圧上昇を起こす．高用量では副交感神経系優位になり，徐脈，血圧低下を起こす．さらに虚血性心疾患を起こし，わずかな労作で狭心症症状を示す頻度が増える．

違法薬物と医療福祉　　*97*

5.3　MDMA・MDA

　3，4-メチレンジオキシアンタフェミン（MDMA）は，アンフェタミンと類似した構造をもつ幻覚剤である．同様の薬物として3，4-メチレンジオキシアンフェタミン（MDA），3，4-メチレンジオキシ-N-エチルアンフェタミン（MDEA）がある．MDMAは脳内セロトニン等を過剰に放出させることで，多幸感，他者との共感をもたらす．日本では麻薬及び向精神薬取締法により規制されている．

5.4　コカイン

　コカノキに含まれるアルカロイドで，局所麻酔薬として用いられ，精神刺激薬にも分類される．「麻薬及び向精神薬取締法」における広義の麻薬であるが，厳密には麻薬ではない．コカインを摂取すると，中枢興奮作用により快感を得て，爽快な気分となる．

5.5　阿片

　阿片は，ケシの実から採取されるオピエートと，そこから合成されるオピオイドを合わせて呼ぶ．麻薬はオピエートやオピオイドを指す．このような薬物には，鎮痛，陶酔の作用があり，高用量の摂取により昏睡や呼吸抑制を引き起こす．このようなアルカロイドや合成化合物には，モルヒネ，ヘロイン，コデイン，オキシコドンがある．

　日本では麻薬及び向精神薬取締法とあへん法によって規制されており，製造・販売・販売目的の所持だけでなく，使用も処罰される．原料のケシの栽培自体も禁止されている．

5.6　ヘロイン

　ヘロインは阿片に含まれるモルヒネから作られる麻薬である．1889年，ドイツでヘロインとして発売され，次第にその依存性が問題となってきた．

　日本国内では，麻薬及び向精神薬取締法により，その製造・所持・使用は制限されている．静注により強烈な多幸感が体内で波打つ感覚に襲われる．長期にわたる多量のオピオイド摂取を中止あるいは減量すると，易怒性，痛みの感受性増加，いらつき，不快な気分，悪心嘔吐，筋肉痛，落涙・鼻漏，散瞳，起毛，発汗，下痢，あくび，発熱，不眠の症状が出現する．

5.7　向精神薬

　精神刺激薬，抑制薬，幻覚薬が含まれるが，医師の処方が必要である．メチルフェニデートなどの精神刺激薬や，ベンゾジアゼピン系の鎮静催眠剤などは，麻薬及び向精神薬取締法にて，日本の法律上の第一種から第三種までの向精神薬として規制されている．医薬品医療機器等法にて習慣性医薬品が定められ，ベンゾジアゼピン系睡眠薬やオピオイド系の鎮痛薬が規制されている．

10

医療福祉のトピックス

98　　医療福祉のトピックス

5.8　有機溶剤

　有機溶剤とは，他の物質を溶かす性質を有する有機化合物の総称であり，さまざまな職場で，溶剤として塗装，洗浄，印刷などの作業に広く使用されている．一般に揮発性が高いため，蒸気として作業者の呼吸を通じて体内に吸収されやすい上，皮膚からの吸収もある．有機溶剤中毒予防規則の対象となる有機溶剤は，54種類ある．第1，2，3種に分類され，アセトン，キシレン，クロルベンゼン，トリクロルエチレン，トルエン，ノルマルヘキサンなど，いわゆる有機溶剤は，第2種の40種となる．

　有機溶剤中毒には急性中毒と慢性中毒があり，①揮発性が大きく，呼吸器から吸入されやすい，②脂溶性が大きいため，脳・神経という脂質が多い組織に蓄積されやすい，③粘膜・皮膚に刺激作用を有する，という特徴を有する．

5.9　危険ドラッグ

　危険ドラッグとは，法により一部の薬物が規制のため，法による規制がないであろう代替の薬物を表すために使用される用語である．最初は合法ドラッグ，後に行政側の用語が用意され，脱法ドラッグが2000年半ばから，違法ドラッグが2005年から，危険ドラッグが2014年7月からの用語となった．薬物の規制によって，規制した薬物とは異なるが，類似した構造や作用を有する新たな薬物が登場することが繰り返されている．

　2014年，薬事法の改正により，医薬品医療機器法が成立し，中枢神経系の興奮もしくは抑制又は幻覚の作用を有する蓋然性が高く，かつ人の身体に使用された場合に保健衛生上の危害が発生するおそれがある物質を指定薬物として，医療用途に供する場合を除いて，その製造・輸入・販売・所持・使用等が禁止された．

5.10　薬物相談窓

　各都道府県や政令指定都市には，精神保健福祉センターに薬物乱用に関する相談窓口があり，気軽に相談に応じられるようになっている．DARC（ダルク，Drug Addiction Rehabilitation Center）は，NPO の薬物依存者の依存症からの回復と社会復帰支援を目的とした回復支援施設である．薬物依存からの回復者等が必要な研修を受け，スタッフを務める．プログラムは各施設によって特色があり，利用期間は施設によって異なるが，概ね1年から3年程度，重複障害など医療機関との連携が必要な場合はもっと長くなる場合もある．すべてのダルクが入寮は任意であり，プログラムの中止は本人の意思に任されており，医療機関，行政機関，司法機関などと連携を取りながら，プログラムを1日2〜3回程度行う．

5.11　医師による薬物依存症の治療

　通常の治療では，患者が警察に通報されることはなく，健康保険も適用される．専門病院では約1か月の依存症治療プログラムで治療する．隔離病棟に入院することもあるが，

患者のプライバシーは守られる．基本的には薬物依存症には特効薬はなく，向精神薬を投与しながら，徐々に離脱を促す．ミーティングを通じた集団治療も行われる．身体依存だけでなく，精神依存も治療する必要がある．

おわりに

違法薬物の種類とそれによる中毒症状，救済のための施設，NPO 法人について，概説した．可及的早急に中毒者を発見し，回復に努める必要がある．

（岩瀬　敏）

医療福祉とターミナルケア

6.1 高齢死亡者の増加と死亡場所の変化

日本において病院死が在宅死を上回ったのは，1976（昭和51）年だ．以来，38年間，日本人の死に場所として病院が在宅を上回る状況は現在も続いており，日本人の8割は病院で死亡し，在宅が1割，残りの1割が介護施設等で死亡している．現在，年間約120万人余りが死亡しているが，2025年には160万人，2039年には170万人余が亡くなると推計され「多死社会」になってきた．

かつて「死」は地域に当たり前のこととしてあったが，現在ではほとんど病院の中に隠蔽されている．そのため，一般市民や家族にとって「死」は「我が事」ではなくなり，どこか他人事となり病院内で死にゆく人の苦痛に人々は関心を向けなくなった．病院は治療し回復することを目的とした施設であるため，死の直前まで治療に「万全を尽くす」ことを使命とし，治らない老化やがんなどへの"支える医療"には弱い面がある．

6.2 3.11を経験して

2011（平成23）年3月11日に発生した東日本大震災の辛い経験は誰にとっても忘れられない大きな心の悼みを経験した．この体験を通して，人々は改めて「人は一人では生きられない」ことを実感した．巨大災害を通して，それぞれの立場で受け止め，どのような暮らし方と生き方をすればよいか考える機会になった．特に医療福祉従事者は，一人の人間の命を支えるためには病院完結型医療だけでなく，介護や福祉関係者，ボランティアや地域住民との「連携」が重要であり，「生活」「地域」「暮らし」を一体的に支援することが被災した人々の回復に必要であることを学習した．

6.3 終末期の生き方は自分で決め，医療福祉関係者はバックアップする

終末期の定義は不明確であり，末期における予後予測も経験に頼るところが大きく，いつから終末期となり，いつまで生きることが約束されているのか不確実である．森田らは，死が近づいていることを示す兆候として①ほぼ寝たきりの状態，または起き上がることが

非常に困難になる，②非常に衰弱している，③食べたり飲んだりできなくなる，④嚥下が難しくなる，⑤眠っていることが多くなる，の5点をあげ，介護施設や在宅でこのような状態が現れれば終末期ケアを行うと述べている[1]．しかし，終末期ケアは，死の直前だけに焦点をあてたピンポイントの視点ではなく，もっと大きな視点から考えていく必要がある．

　それは，死を前にした人が抱えるスピリチュアルペインに対応しなければならないからである．スピリチュアルペインとは，“答えのない問い”に苦しめられる痛みで，「自分は何のために生きているのか」「自分には何の価値があるのか」「宇宙や生命全体の流れの中でどのような意味をもち，死んだらどこに行くのか」など，死を覚悟しなければならない状態になった人たちがもつ自己存在の意味や価値に対する根源的な魂の痛みである．終末期ケアは，人と人との人格的な交わりによってこれらの問いに何らかの答えを与え，生きる意味を回復するケアである．

　最期まで自分らしく生活するためには，価値観や死生観を反映した意思決定支援が欠かせない．そのためには，各自が「いのちの遺言」といわれるリビングウイルを書いておく必要がある．リビングウイルとは，自分が不治かつ末期の状態になった時に延命治療はしないが緩和ケアはしっかり行ってほしい旨を文書で意思表示することだ．平穏死は「延命治療を行わない自然に任せる死」という意味である．平穏死は，本人と家族との十分な話し合いのもとに医師をはじめとする医療関係者や介護福祉関係職との連携によって実現する．

6.4　チームアプローチで本人の望む生き方，死の迎え方をバックアップ

　本人・家族と医療，介護，福祉関係者が死にゆく人を支えるケアチームとして，本人が意思疎通困難後にもしっかりコミュニケーションをとることが重要である．終末期の人と家族は身体的，精神的，社会的，スピリチュアルな苦痛が複雑に絡んだ全人的苦痛を抱えている．苦痛に対応しながら次々変化する事態を解決するためには，単一職種だけでは難しく，終末期ケアにおいてはチームづくりが最重要であり，その核となるのがケアマネジャーである．ケアチームは，ケアマネジャー，介護福祉士，訪問看護師，社会福祉士，主治医，栄養士，薬剤師，理学療法士や作業療法士，臨床心理士などの専門職や，家族や友人，宗教家などインフォーマルな支援者で構成される．人的資源が豊富であればあるほど利用者と家族に良いケアを提供できる．ケアチームは利用者と家族が望む最期を実現するために，目標を共有し同じ方向で支援するため情報共有を密にしていく．

6.5　地域と一体になって終末期ケアをする時代

　本人の願いを叶えるには医療福祉関係者や機関，家族，住民が一体となる必要がある．地域で最期まで生きるための多様なサービスがあるが，その一例をあげる．

医療福祉とターミナルケア　*101*

○「自宅の2階で暮らす」希望に沿うには―地域の医療連携して支援―

　2月上旬．広島県尾道市の JA 尾道総合病院の病棟内の会議室で，肺がん患者の男性（77）の退院にむけての検討会が開かれた．「住み慣れた自宅の2階で暮らしたい」．男性の強い希望のためどうしたらよいか，家族や主治医，在宅医，看護師，薬剤師ら約20人が病状や投薬，栄養状態をもとに話し合った．

　男性は年末に肺炎を患い，常に酸素が必要．病院では車椅子で，自力で動ける範囲はごくわずか．このため，病院の理学療法士は1月から男性のリハビリを開始．「最初は話すのがやっとだったが，今は15mほど動ける」と説明した．在宅医は，家族から男性が階段を上がり降りできるか，移動はどんな補助がいるのか尋ね，「訪問リハビリをしましょう．ベッドは介護用にできればしてほしい」と家族に提案した．家族は，自宅を改装して階段昇降機をつける予定．準備が整えば試験的に自宅に泊まり様子を見て退院を目指す．

　「自宅2階で暮らしたい」という男性の思いに添うのも緩和ケアの一環だ．（中略）鍵を握るのが「地域連携」だ．尾道地域は，がんに限らず自宅に戻りたいと希望する患者が地域で暮らしやすいように，総合病院や在宅医，訪問看護師，ケアマネジャーらが日頃から連絡を取り合う仕組みを20年以上にわたって築いてきた．（2017年2月26日付朝日新聞）

6.6　ひとり暮らしの終末期の人の希望を支える看護

　Aさん（50歳，女性）は独居で乳ガン．末期2カ月間を愛猫2匹と友人2人，訪問看護を受け自宅生活をした．願いは，①母の一周期までは生きたい（実現）．②未経験の海外旅行に行きたい（友人と3人で韓国旅行に行く）．③最期は家で過ごす．④猫の行先や葬儀の予約を友人と自ら決めるであった．Aさんは死を意識しながら生きる希望を持ち続け，残された人生の生き方と人生の閉じ方を自分自身で決めた．その希望に寄り添い，魂のケアも訪問看護師と友人で支え，最期までAさんらしく生きる願いを叶えた例である．

　近代医学は人を助けることを第一義に，普遍性・論理性・客観性をその基本原理として発展し，そのお陰で人類は多くの恩恵を受けてきた．20年〜30年前には助からなかった命も助けることができるようになった．しかし，一方で我々はそんな基本原理に照らして生きていない．少しぐらい辻褄が合わなくても，納得して暮らしている．相手のおかれた立場や心情に配慮し，少々論理的・客観的でなくても受け入れる感覚を「物語的理解」と呼ぶが，医療者にはこの感覚がとても不足しているように感じる．

　現代では8割の人が死を医療に委ねているが，果たして医療者は固有の人生を生きている人として親身にケアしているだろうか．

　死に逝く本人や家族は，何とか物語の最終章をよい形にしたいと願っている．死に逝く人やその家族が何を望み，社会の中でどのように生き，最期をどこで，誰と，どのように迎えたいと願っているか，ひとり一人の人生の物語に寄り添う医療ができているだろうか．

10

医療福祉のトピックス

忙しさを理由に，終末期の人の思いを片隅に追いやってはいないか.

　やり残した心残りなことがあればやってもらい，会っておきたい人に会いに行く，思い出の景色を見に行く，気がかりなことへの解決を支援する，身の回りの整理を支援するなど，医療スタッフと福祉専門職が連携し，その人の最期の願いをくみ取りながらゆっくりと看取る状況をつくり上げることが，人間の尊厳を守り人生のよき終焉を迎えるケアであろう.

文　献

1）　森田達也，白土明美：死亡直前と看取りエビデンス．p4，医学書院，2015.

（内田富美江）

おわりに

　医療や社会福祉の既成の枠組みにとらわれない学問領域としての「医療福祉学」を整理し，その概念と方向性を示し理論化したいとの想いから，日野原重明先生（聖路加国際病院名誉院長）を中心とし50名近くの研究者に参画を頂き，『医療福祉学の道標』を2011年に株式会社金芳堂から上梓することができました．

　前書を受け継ぎ，今回は臨床としての「医療福祉学」を整理することとしました．医療福祉学とは，医療，保健，福祉という隣接諸分野が協働しあって，相互に関係しあい，共通の課題に取り組む，臨床の学問であると考えられます．また，広義の医学の延長戦上にある領域であり，社会福祉学の一分野でもあると考えられます．

　さらに，私たちが見つめる方向は，患者さんの利益を最優先とした，患者さん第一主義でもあり，それを支えるのは慈悲の精神であり，人間社会への友愛の心でもあります．ここに，執筆者一同の願いが込められています．

　7月に行われた日野原重明先生のお別れの会に編者の一人である星野と監修の間野忠明先生とで参列してきました．日野原先生との出会いは，星野がおよそ20年前に三重県立看護大学に奉職していた頃に遡ります．日野原先生の功績は，医学界のみならず社会に多くの足跡を残されていますが，105歳まで全力で駆け抜けてこられた先生の理念や，先生が灯された数々の希望の灯をこれからも受け継ぎ広めていかなければならないと身に染みて感じております．

　末筆ながら，監修の日野原重明先生と間野忠明先生には企画，編集において格別のご高誼を頂きました．また，本書が日の目を見ることができたのは，出版の機会を与えて下さった株式会社金芳堂，とりわけ編集作業を根気強く進めて下さいました浅井健一郎氏のおかげです．その労を多とし，編者として衷心より感謝を申し上げます．

2017年立冬

編者一同

用語集

アドボカシー

　自己の権利を表明することが困難な寝たきりの高齢者や認知症の高齢者，障害者のかわりに代理人が権利を表明すること．

エンパワメント

　障害者やその家族がより内発的な力を持ち，自らの生活をコントロールできること．また自立する力を得ること．

ノーマライゼーション

　障害者や高齢者などが社会のなかで特別に区別されることなく，社会生活をともにし，活動することが正常なことであり，本来の望ましいあるべき姿であるとする考え方．

ハートビル法

　高齢者・身体障害者等が円滑に利用できる特定建築物の建築の促進に関する法律．

ピアカウンセリング

　障害者同士のグループや患者会の自助グループで用いられ，同じ境遇にある仲間同士でしか理解しえないことを語り，互いに支持し合えるカウンセリング．

索引

英数字索引

3大成人病 …………………………………………… 45
5つの社会悪 ……………………………………… 39

D
DARC ……………………………………………… 98

H
HIV ………………………………………………… 3

I
ICD-10 …………………………………………… 57

K
karoshi …………………………………………… 36

M
MDA …………………………………………… 96, 97
MDMA ………………………………………… 96, 97

W
WHO憲章 ………………………………………… 4

日本語索引

あ
アセスメント ………………………………… 30, 70
アドボカシー ……………………………………… 68
阿片 ………………………………………………… 97
アンフェタミン ……………………………… 96, 97

い
医学的リハビリテーション（医学リハ）……… 87, 89
医学モデル ……………………………………… 67, 87
育成相談 ………………………………………… 82
遺族基礎年金 ………………………………… 16, 17, 19
遺族厚生年金 …………………………………… 18, 19
遺族補償給付 …………………………………… 35
一億総活躍プラン ………………………………… 7
一時保護 ………………………………………… 82
一般就労 ………………………………………… 70, 71
糸賀一雄 ………………………………………… 65
医療ソーシャルワーカー ………………………… 88
医療費適正化 …………………………………… 47
医療扶助 ……………………………………… 40-42
医療保険 …………… 1, 12, 13, 19-22, 28, 46, 79
医療保険制度 …………… 13, 19-23, 26, 46, 47

医療保険，利用者負担 …………………………… 33
医療保護入院 …………………………………… 75-78

え
栄養士・管理栄養士 …………………………… 92
エンパワメント ………………………………… 68

お
大村智 ……………………………………………… 3
オバマケア ………………………………………… 1, 2
音楽療法 ……………………………………… 93-96

か
介護休業給付金 ………………………………… 35
介護給付 …………………………………… 30, 41
介護支援専門員 ……………………………… 29, 83
介護保険 ……………………… 13, 27-31, 41
介護保険事業計画 ……………………………… 28
介護保険法 …………………… 27, 32, 47, 79
介護補償給付 …………………………………… 35
介護予防ケアマネジメント …………………… 32, 82
介護予防マネジメント ………………………… 82
介護療養型医療施設 ………………………… 30, 31
介護老人福祉施設 …………………………… 31, 81
介護老人保健施設 …………………… 30, 31, 81
覚醒剤 …………………………………… 77, 96
過労死 …………………………………… 36, 37
看護小規模多機能型居宅介護 …………………… 31

き
危険ドラッグ …………………………………… 96, 98
休業補償給付 …………………………………… 35
救貧 ……………………………………………… 13
協会けんぽ ………………………………… 21, 24, 25
共済組合 …………………………… 13, 21, 24, 26
業務労災 ………………………………………… 35
居宅サービス …………………………………… 80
筋萎縮性側索硬化症 ……………………… 93, 94, 96

く
組合健康保険 …………………………………… 24
グループホーム ……………………………… 31, 67, 78
呉秀三 …………………………………………… 73

け
ケアホーム ……………………………………… 78
ケアマネジメント …………… 28, 29, 32, 69, 70
ケアマネジャー …………… 29, 82, 100, 101
契約制度 …………………………………… 66, 67, 69
健康管理支援員 ………………………………… 83
健康管理支援事業 ……………………………… 83
健康増進法 ……………………………………… 47

健康保険····················20, 21, 24, 25, 46, 98
健康保険組合·····························24, 25
健康保険制度·································23
健康保険法·········2, 13, 20, 23, 24, 46, 47
言語聴覚士···························31, 87, 88
限度額，高額医療費・介護費···············22
憲法第25条·············4, 6, 11, 12, 39, 50, 64
権利擁護···············32, 48, 66, 68, 69, 82

こ

小石川養生所································2, 4
高額療養費·····························22, 23, 47
後期高齢者医療広域連合·····21, 24, 26, 47
後期高齢者医療制度·················20, 24, 26
合計特殊出生率······························51
向精神薬···························77, 96, 97, 99
厚生年金保険·····························15, 18
高齢化率·································44, 45
高齢者医療確保法····························47
高齢者虐待·································48, 82
高齢者虐待防止法························32, 48
高齢者対策·································45
高齢者保健福祉推進十ヶ年戦略···········46
ゴールドプラン·······························46
コカイン···························77, 96, 97
国際障害分類·································63
国際生活機能分類····························65
国保組合···································24
国民皆保険·····························13, 25, 45
国民皆保険制度························2, 19, 20
国民健康保険···············20, 21, 24-26
国民健康保険組合····························25
国民健康保険制度························20, 25
国民健康保険法·········2, 13, 20, 25, 46
国民年金·····························15, 16, 19
心のケア·································93, 95
孤独死···································48
子どもの権利·····················51, 54, 59
子どもの権利条約························50, 59
雇用安定事業·································34
雇用保険·································13, 33-35
雇用保険給付·································35
雇用保険被保険者証··························34
コロニー·································65, 66

さ

サービス付き高齢者向け住宅·······30, 80, 81
災害··············16, 35, 56, 85, 86, 99
最善の利益·····················50, 54, 56
再分配政策·································58
作業療法士···············30, 31, 87, 100

し

支援費制度·································69
自我同一性·································54
施設ケア···································48
市町村が行う事業····························69
市町村国民健康保険··························25
市町村地域福祉計画··························80
失業等給付·································34, 35
児童委員·································81, 83
児童虐待·································50, 55
児童相談所·································64, 82
児童福祉法···············32, 50, 64, 65, 82
認認介護···································48
島田療育園·································66
社会資源··········2, 32, 56, 69, 70, 82
社会的障壁·································67, 76
社会的入院·································47
社会的リハビリテーション（社会リハ）·······88, 89
社会福祉基礎構造改革························66
社会福祉協議会·····························82-84
社会福祉士···············82, 88, 100
社会福祉施設緊急整備5ヶ年計画···········45
社会福祉事務所······························81
社会福祉法·································79, 80
社会保障制度改革プログラム法···········47
社会モデル·································67, 89
周産期死亡率·································52
住宅扶助·································40-42
就労支援·································70, 71, 75
出産扶助·································40, 41
主任ケアマネジャー··························82
障害基礎年金·····················16, 17, 19
障害厚生年金·································18, 19
障害者基本法·················65-69, 74, 76
障害者虐待防止センター·····················76
障害者ケアマネジメント·····················70
障害者権利擁護センター·····················76
障害者自立支援法·······66-70, 75, 76, 78
障害者総合支援法·······64-67, 69, 70, 76
障害者手帳·················63, 75, 76, 81
障害受容·································55
障害相談·································82
障害等級·····················17-19, 77
障害補償給付·································35
小規模多機能型居宅介護··············31, 81
小児慢性特定疾病医療費制度···············50
傷病補償年金·································35
職域保険·····················20, 21, 25, 26
食塩·································90, 91
職業的リハビリテーション（職業リハ）·······88
触法行為···································82
ジョブコーチ·································71

自立支援医療 ……………………………… 77	
自立生活運動 ……………………………… 68	
シングル介護 ……………………………… 48	
人工呼吸器 ……………………………… 94, 96	
身体障害 …………… 63, 64, 67, 75, 76, 84	
身体障害者・知的障害者更生相談所 …… 82	
身体障害者福祉司 ………………………… 82	
身体障害者福祉法 ……………………… 63-66	

す

健やか親子21 ……………………………… 53, 62

せ

生活再建支援 ………………………… 85, 86
生活習慣病 ……………… 8, 47, 90, 95, 96
生活扶助 …………………………… 40, 41, 42
生活保護 …… 19, 39, 40, 42, 43, 68, 81, 83
生業扶助 ………………………………… 40, 41
生産年齢人口 ……………………………… 44
精神衛生法 ……………………… 65, 66, 74
精神疾患者 …………… 72, 73, 76, 77, 78
精神障害 …… 36, 37, 64, 67, 72, 75-78
精神障害者保健福祉手帳 …… 64, 76, 77, 79
精神障害者保健福祉手帳制度 …………… 74
精神病院法 ………………………………… 73
精神病者監護法 …………………………… 73
精神保健医療の歴史 ……………………… 73
精神保健指定医 ……………………… 76, 78
精神保健指定医制度 ……………………… 75
精神保健福祉士 ……………………… 82, 88
精神保健福祉センター …… 74, 77, 82, 98
精神保健福祉法 …………… 64, 72, 74-77
精神保健法 ……………………… 65, 66, 74
生存権 …………………………… 4, 11, 50
生存権保障 …………………………… 39, 64
セーフティネット ………………… 33, 43
絶対的貧困 ………………………………… 38
施薬院 ……………………………………… 2
全国健康保険協会管掌健康保険 …… 24, 25
先天性疾患 ………………………………… 55

そ

葬祭扶助 …………………………………… 40, 41
葬祭料 …………………………………… 35, 36
相対的貧困 ………………………………… 38
相談支援事業 ……………………………… 69
相談支援専門員 …………………………… 69
措置制度 ………………………………… 66, 67

た

ターミナルケア ………………………… 49, 99
第1号被保険者 …………………… 15, 16, 27

第2号被保険者 ………………… 15, 16, 28
第二次臨時行政調査会 …………………… 46
大麻 ………………………………………… 96
団塊の世代 …………………… 31, 44, 79
短期入所療養介護 ………………………… 30

ち

地域医療構想（地域医療ビジョン） …… 79
地域医療構想策定ガイドライン ……… 79, 84
地域ケア ………………………… 32, 48, 49
地域ケア会議 …………………… 80, 83, 84
地域支援事業 ……………………… 32, 47
地域包括ケアシステム … 7, 8, 14, 32, 79-81
地域包括支援センター …… 32, 80-83
地域保健 …………………………… 21, 84
地域密着型介護老人福祉施設入所生活介護 … 31
地域密着型特定施設入居者生活介護 …… 31
地域密着通所介護 ………………………… 31
知的障害 …………… 63-67, 74-76, 82
知的障害者福祉司 ………………………… 82

つ

通勤労災 …………………………………… 35
通所サービス ……………………………… 80
積立方式 …………………………………… 14

て

定期巡回・随時対応型訪問介護看護 …… 31
ディサービス ……………………………… 30
低出生体重児 …………………… 52, 53, 94

と

ドーハ宣言 ………………………………… 3
特定健康診査 ……………………………… 47
特定施設入居者生活介護 ……………… 30, 31
特定相談支援事業 ………………………… 69
特定保健指導 …………………… 9, 14, 47
共働き家庭 ………………………………… 52

な

内蔵脂肪型肥満 …………………… 91, 92
難病 …………… 64, 65, 67, 76, 93-95

に

日常生活自立支援事業 …………………… 82
日本人の食事摂取基準 …………… 90, 92
乳幼児突然死症候群 ……………………… 55
任意入院 …………………… 74, 77, 78
認知症高齢者 ……………… 48, 82, 85
認知症対応型共同生活介護 …………… 31

ね

ネウボラ……………………………………53
寝たきり老人…………………………………45
年金の併給調整………………………………19

の

脳・心臓疾患……………………………36, 37
能力開発事業…………………………………34
ノーマライゼーション思想…………………66

は

パートタイム労働者…………………………34
発達障害……56-58, 64, 66, 67, 69, 73, 76, 77, 82, 93, 94
発達障害者支援センター…………………69, 82
バリアフリー………………………65, 68, 87

ひ

非行相談………………………………………82
ビスマルク…………………………………12, 13
避難行動要支援者…………………………85, 86
被保険者……………………………12-28, 34, 35
肥満……………………………53, 90, 91, 92
被用者保険………………………………20, 21, 24
貧困…………………38, 39, 43, 50, 53, 58, 59

ふ

賦課方式……………………………………14, 15
福祉的就労……………………………………70
福祉避難所……………………………………86
不慮の事故……………………………………56

へ

ベヴァリッジ報告……………………………39
ヘロイン……………………………………96, 97
ベンゾジアゼピン……………………………97

ほ

保育所保育指針………………………………56
包括ケア……………7, 8, 14, 32, 49, 79-81
包括的支援事業………………………………32
報徳会宇都宮病院……………………………74
防貧……………………………………………13
訪問介護………………………30, 31, 67, 81, 82
訪問看護………………22, 23, 30, 31, 81, 100, 101
訪問入浴介護…………………………………30
訪問リハビリテーション……………………30
保健師………………30, 53, 60, 82-84, 86
保険事故………………………………………12
保険者……………19-21, 24-26, 28, 34, 35, 47
保護施設………………………………………41
母子保健法………………………………52, 60

ま

マス・スクリーニング…………………52, 55

み

民生委員………………………39, 81, 83, 84

め

メタンフェタミン……………………………96
メチルフェニデート…………………………97

や

夜間対応型訪問介護…………………………31

ゆ

有機溶剤…………………………77, 96, 98
ユニバーサルデザイン…………………68, 71

よ

要介護………………28-32, 41, 48, 49, 78, 84
養護相談………………………………………83
要支援………………28, 29, 32, 82, 85, 86
幼稚園教育要領………………………………56
要配慮者…………………………………85, 86

ら

ライシャワー駐日大使………………………74
ライフステージ…………………………9, 10

り

理学療法士……………30, 31, 87, 100, 101
離婚率…………………………………………52
リハビリテーション……27, 30, 75, 80, 87-89, 94
療育手帳………………………………64, 76, 81
療養補償給付…………………………………35
臨床心理士…………………………87, 88, 100

ろ

労災認定………………………………………36
老人医療費………………………………20, 45, 46
老人福祉関係八法改正………………………46
老人保健法………………………………46, 47
労働基準法……………………………………35
労働災害補償保険……………………………35
労働災害補償保険制度………………………35
労働者災害補償保険…………………………13, 33
老齢基礎年金……………………………16-18
老齢厚生年金……………………………18, 19

わ

『我が事・丸ごと』地域共生社会実現本部………7, 9

医療福祉学総論

2017 年 12 月 15 日　　第 1 版第 1 刷©

監　修	日野原重明	HINOHARA, Shigeaki	
	間野　忠明	MANO, Tadaaki	
編　集	星野　政明	HOSHINO, Masaaki	
	岩瀬　　敏	IWASE, Satoshi	
	戸田　耕司	TODA, Koji	
発行者	宇山　閑文		
発行所	株式会社金芳堂		
	〒606-8425 京都市左京区鹿ヶ谷西寺ノ前町 34 番地		
	振替　01030-1-15605		
	電話　075-751-1111（代表）		
	http://www.kinpodo-pub.co.jp/		
組版・印刷	亜細亜印刷株式会社		
製　本	有限会社清水製本所		

落丁・乱丁本は直接小社へお送りください．お取替え致します．

Printed in Japan
ISBN978-4-7653-1737-5

JCOPY ＜(社)出版社著作権管理機構　委託出版物＞
本書の無断複写は著作権法上での例外を除き禁じられています．複写される
場合は，そのつど事前に，(社)出版者著作権管理機構（電話 03-3513-6969，
FAX 03-3513-6979，e-mail: info@jcopy.or.jp）の許諾を得てください．

◉本書のコピー，スキャン，デジタル化等の無断複製は著作権法上での例外
を除き禁じられています．本書を代行業者等の第三者に依頼してスキャンや
デジタル化することは，たとえ個人や家庭内の利用でも著作権法違反です．